催眠心理学丛书

失眠的催眠心理治疗

——中国本土TIP技术

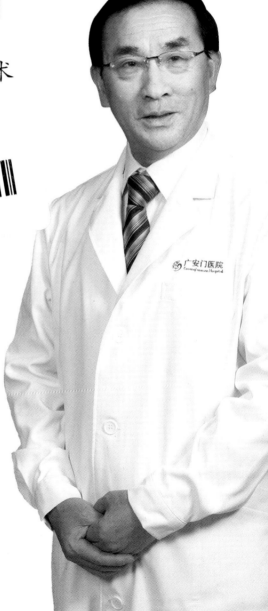

SHIMIAN

DE CUIMIAN

XINLI ZHILIAO

ZHONGGUO BENTU TIP JISHU

主　编　汪卫东
副主编　林颖娜　王　芳
　　　　闫　雪　王亚娜

山西出版传媒集团　山西科学技术出版社

图书在版编目（CIP）数据

失眠的催眠心理治疗/汪卫东主编 . —太原：山
西科学技术出版社，2018.1
（催眠心理学丛书·第 1 辑）
ISBN 978 - 7 - 5377 - 4923 - 7

Ⅰ . ①失… Ⅱ . ①汪… Ⅲ . ①失眠—催眠治疗—精神
疗法 Ⅳ . ① R749.057

中国版本图书馆 CIP 数据核字（2014）第 260164 号

失眠的催眠心理治疗

出　版　人：赵建伟
主　　　编：汪卫东
责 任 编 辑：冉宏伟
责 任 发 行：阎文凯
封 面 设 计：岳晓甜

出 版 发 行：山西出版传媒集团·山西科学技术出版社
　　　　　　地址：太原市建设南路 21 号　邮编：030012
编辑部电话：0351 - 4922107
印　　　刷：太原康全印刷有限公司
网　　　址：www. sxkxjscbs. com
微　　　信：sxkjcbs

开　　　本：720mm×1010mm　　1/16　　印张：15.25
字　　　数：147 千字
版　　　次：2018 年 1 月第 1 版　　2018 年 1 月第 1 次印刷

书　　　号：ISBN 978 - 7 - 5377 - 4923 - 7
定　　　价：48.00 元

本社常年法律顾问：王葆柯
如发现印、装质量问题，影响阅读，请与发行部联系调换。

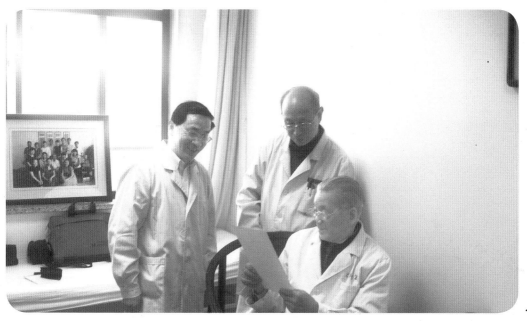

与国医大师路志正及名中医高荣林一起讨论病例

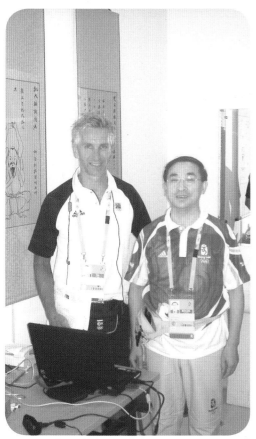

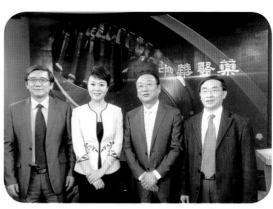

参加中华医药节目录制

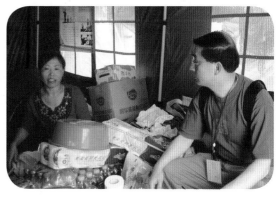

带队参加北京奥运会中医
心理医疗服务

在汶川地震抗震救灾中参加心理
救援医疗队

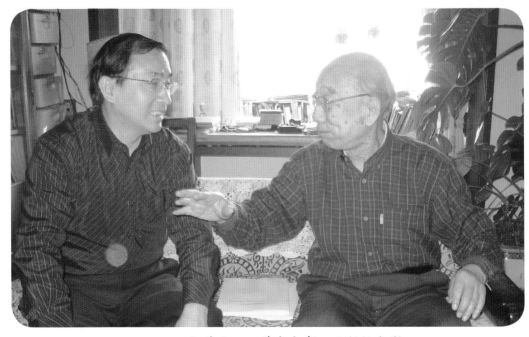

与著名心理学专家李心天教授合影

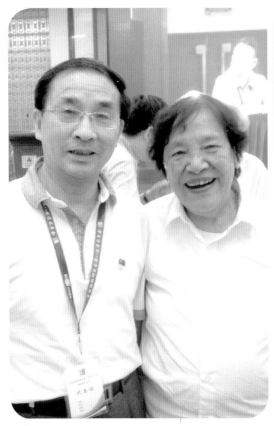

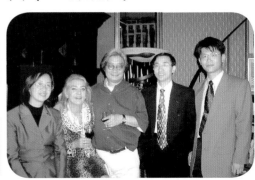

与瑞典心理学专家
Maurice 及其夫人合影

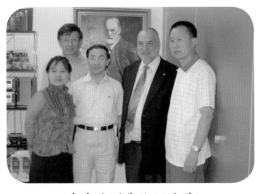

在奥地利弗洛伊德学
院与校长 Fred 合影

与睡眠专家黄席珍合影

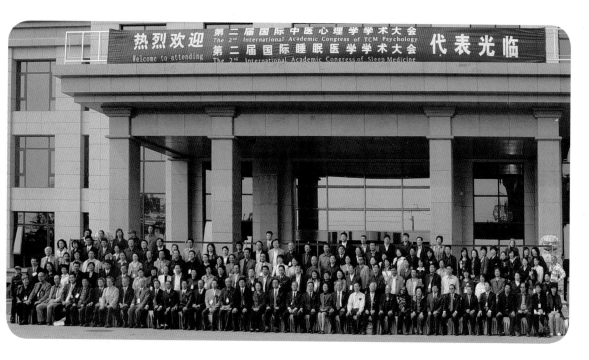

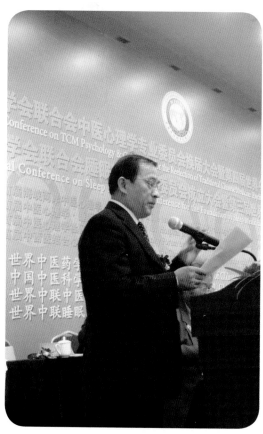

学术交流

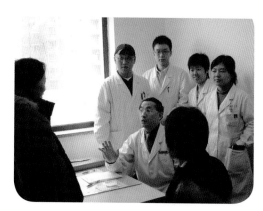

给学生带教

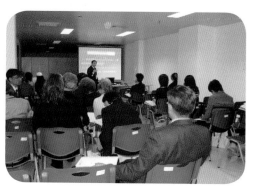

学术交流

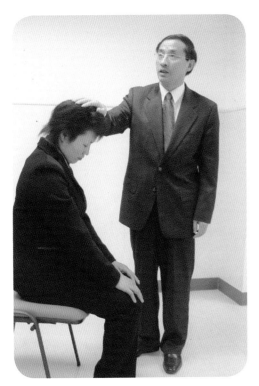

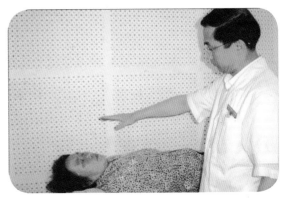

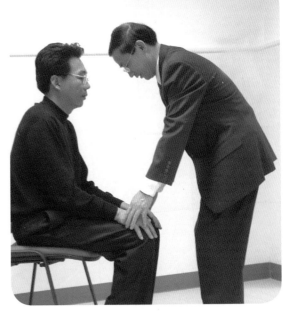

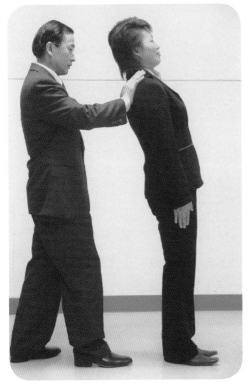

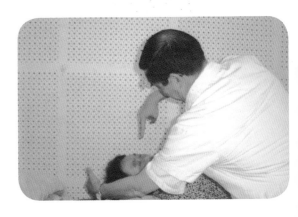

总　序

在《催眠心理学丛书》出版之际，执行主编张守春先生让我以主编名义为丛书写一个总序。提笔之前，我已深陷对中国临床心理学目前发展处境的忧虑中。

其一，中国的临床心理学发展之难。

改革开放近四十年中，中华大地发生了天翻地覆的变化，自然科学、人文社会科学、应用科学，包括医学事业、文化产业，无不蓬勃发展，遗憾的是，相对于其他任何一门学科，临床心理学可能是发展得最慢的一个。与此成强烈反差的是，最近几十年，中国经济高速发展，经济总量已位居世界第二，快节奏的生活，工作压力，带来人们心理疾病的急剧上升。

中国有 14 亿人，约有综合性医院 20000 多家，中医院 3000 多家，按照国家千人拥有医生数的平均水平算，应至少有 200 万左右注册医生，可目前这些医院中有多少"精神科"或"心理科"？其中的医生中又有多少真正懂心理治疗或者做心理治疗的？这在中国没有统计数据。

1997 年的"统计结果"显示：我国每百万人口中心理学工作者的数量仅为 2.4 名，国际卫生组织资料显示：在发达国家和中等发达国家，每 1000 人中就有一名心理咨询师，而美国在 1991 年时，每百万人口就已拥有 550 名心理学工作者。卫生部的一项数据资料表明：目前我国各种心理和精神疾病患者达 1600 万，约占总人口的 1.2%。1.5 亿青少年中有各种情绪和行为障碍等心理健康问题的人约 3000 万。国家有关部门在制定小康社会的 10 大标准中，也把每 1000 人中有 1 个心理咨询师作为一项重要的小康指标。

目前，国内已经通过国家执业资格鉴定并正从事心理治疗工作的从业人员不足 3000 人，至今全国取得心理咨询师（包括二、三级）资格的人数达到 39 万，其中真正能做心理咨询的不到五分之一，而中国心理咨询师真正的需求量约在 100 万左右。中国人不太习惯看心理医生，而在国外，看心理医生就像看头疼感冒，并且纳入医保。国外综合大学都有心理系，也开设催眠学课程，而中国大学开设催眠课程的屈指可数。这乃中国临床心理学发展之难！

其二，中国的本土心理学发展更为艰难。

潘菽先生在《建立有中国特色的心理学》一文中，首次明确提出建立有中国特色的科学心理学的目标及途径，被认为是发展我国心理学的纲领。他在提出中国心理学的改造与创新问题上，高屋建瓴地要求必须做到四个方面：即坚持辩证唯物主义的指导思想；理论联系实际；古为今用；洋为中用。潘菽先生一向最为关注的是我国心理学的发展方向和道路这样一个根本性的问题。他对于发展我国心理学有一个最基本的思想，这就是：我国心理学必须走我们自己的路，建立具有中国特色的科学心理学，以便能更好地为我国的社会主义事业服务。这是他为我国心理学所作出的带有根本意义的贡献。

毋庸置疑，潘菽先生的以上思想，实质上就是一个本土心理学的建设或心理学本土化问题。结合目前我国临床心理学的发展现状，让人遗憾和令人担忧的恰恰是当年他提出的这个根本问题没有获得真正的解决。无论是临床心理学的基础研究还是临床心理学的应用研究无不如此！照搬国外临床心理学的思想、理论、方法和技术，不能在临床心理治疗当中，考虑我国几千年的传统文化、中医文化和现实的政治、经济与生活背景，是我国临床心理学发展滞后的根本原因。

而很多心理学家不以为然，把临床心理学发展滞后的根本原因一味地归因于外界其他因素，这是危险的。这里我再次提出以下几个问题请读者思索：

问题之一，中国历史几千年，临床心理学为什么没有独立发展？

问题之二，国外处处是教堂，中国为什么没有？

问题之三，国外心理诊所遍地都是，如果中国心理疾病和心理问题从总量上看，跟国外应该没有根本区别，那么中国的这些人到哪儿去治疗了？中国的临床心理医师队伍为什么难以发展？中国的心理咨询为什么难以为继？

一个根本的问题，中国的临床心理学几乎没有本土化！外来的心理治疗"不服水土"，难以本土化与中国教育体制下培养的临床心理学学生知识结构有关，难以将中国传统文化、社会风俗、生活习惯与心理学整合！可喜的是，本土化已被越来越多的人所接受，并正在探索具有中国特色的临床心理学。

其三，中国的催眠心理学发展之难。

目前在世界临床心理学发展过程中，精神分析学派、行为主义、人本主义心理学影响最大，被称为心理学的三大主要势力，而在这三大势力之中，精神分析疗法、认知疗法、行为疗法也成为临床心理学应用的三大主流方法，催眠心理治疗根本就不在其中，不是临床心理学使用的主要方法，研究者也非常之少。在民众眼中，催眠术被玄术化、神秘化，难入科学正殿。

其实中国古代有关导引、吐纳、炼丹、守神、存想、静坐、坐禅等都与自我催眠有关，如果从这样一个角度来理解，中国的导引、吐纳、静坐、坐禅无论是理论还是方法、技术都要比西方催眠术的内涵与外延要丰富得多。在几千年前，中国古人研究的高明之处，就已经告诉人们一个基本的科学事实：暗示的本质是自我暗示，催眠的本质是自我催眠！

遗憾的是，几十年来，中国不仅没有成立催眠专业学会（协会），发行专门的催眠杂志，就连关于催眠研究的文章也少，更没有催眠研究项目的经费支持，从事催眠学术研究的专门人才凤毛麟角，在中国从事催眠学术和应用研究很难！

其四，出版学术水平较高的催眠心理学系列著作很难。

中国国内 1949 年以后正式出版的催眠术著作，据不完全统计有 130 余本，涉及 80 多家出版社，其中翻译出版国外著作 46 本，以美国、日本为多。国内作者的催眠术著作中，少有高质量的，内容多有雷同，抄袭明显，甚至难以超越一些民国时期的催眠术著作，这也是我们计划注释再版民国催眠术著作的原因。

整体分析看，出版社没有系统的出版规划，大多零星出版，且出版的催眠术著作难以全面反映当今世界催眠术发展的主流和概貌。

催眠术经过 200 多年发展，已经进入一个科学催眠时代，中国需要跟上世界催眠发展的步伐，中国的心理治疗和心理咨询需要行之有效的催眠术。遗憾的是，由于各种原因，在目前的中国，要出版学术水平较高的催眠心理学系列著作，一般人不敢问津！此所谓，出版学术水平较高的催眠心理学系列著作很难！

回想 1985 年，我开始攻读中国中医研究院针灸研究生，并涉猎中国传统导引、吐纳，其后陆续在杂志上发表了自我暗示与自我催眠和导引、吐纳相关的文章，1990年在广安门医院建立了"气功心理室"。后来又在北京举办过催眠学习班，聘请马维祥老师和当时日本催眠学会理事长加腾隆吉先生讲课。1992年我又去日本参加日本催眠学会年会。1994年又赴日本研修，再次涉及催眠。这么多年来一直在广安门医院心理科从事导引、吐纳与催眠心理的临床研究，沉浸于催眠领域已有26年了。

令人担忧的是目前中国催眠学界鱼目混珠，良莠难分，出现了一些"灵修"、"催眠前世"、玄术化等不良现象，甚至诱发了犯罪。

2012年春的一天，张伯源老师打电话告诉我：山西张守春先生和山西科学技术出版社拟策划出版一套催眠心理学丛书，要组织一个编委会，张老师推荐，希望我来出任主编。我初步答应了此事，并专门赶到山西参加《催眠心理学丛书》编委会议，与张守春先生和出版社王主任面谈，同时认识了编委会的成员，感触颇深。正是这次山西太原之行，坚定了我参与这件事的决心，原因之一是张守春先生对催眠学的执著追求，他几乎搜集到了中国已有的从民国到现在在中国出版的各类催眠书籍（包括翻译的国外催眠书籍），可能家中已经是中国一个最大型的催眠书籍图书馆了；原因之二，张守春先生组织了全国心理学界（包括港台）几十名专家和教授，组成编写委员会，并且在比较国内外催眠心理学界学术的同时，认真研究了中国催眠心理学发展的过去、现在与未来，提出了初步的编写方案，这在中国历史上尚属首次；原因之三，山西科学技术出版社对出版这套《催眠心理学丛书》从社长到编辑的强力支持。但这次"晋遇"之行，我也深切感到催眠心理学界的问题依然较大，离我们想象的催眠学术还相距甚远。也正因为这份责任和义务，在编委会议上，我谈了对催眠心理学的一些观点，提出了关于编写丛书的思路，得到了编委会专家学者的基本认可，更加坚定了我的信心。

借此《催眠心理学丛书》出版之际，我和我的同道们殷切期望它在中国催眠心理学乃至在世界催眠心理学发展史上达到以下目的：

1. 对中国乃至世界过去的催眠心理学术发展作一次认真的总结，提取对中国临床心理学和催眠心理学未来发展有益的历史经验与学术精华。

2. 全面、系统地展示国内外催眠心理学的理论、催眠诱导方法和临床治疗技术，为探索我国催眠心理学理论研究的方法和技术提供借鉴。

3. 向大众普及催眠心理学的科学知识，促进催眠心理学在各行各业的应用；同时，提升催眠心理学的学术理论水平，进而促进我国催眠心理学理论、方法和技术的全面发展。

汪卫东

于北京开阳里

自　序

　　失眠症的催眠心理疗法的基本治疗思路源自本人所创"低阻抗意念导入疗法"，也称 TIP 技术。从现代医学角度来看，TIP 技术实际上就是中国本土催眠心理疗法。本书的具体内容实际上是 TIP 技术中有关对症治疗的睡眠调控技术，即 TIP-I 技术。或许有人认为，失眠的本土催眠心理疗法与西方催眠疗法治疗失眠有着很多的相似，实际上并非如此。

　　首先，TIP-I 技术对于失眠问题的理解比西方睡眠医学，或精神病学、临床心理学的理解要深入而且细致。已有的临床统计学数据证明，TIP-I 技术能有效地指导临床心理治疗，从而大大提高临床疗效。

　　我们对失眠特有的理解包括以下几个方面：一、对于失眠心理病理机制的理解不再是简单的认知、情绪层面，我们研究的重点很多地方转移到了"人格"层面。也就是说，同样一个刺激，有的人失眠，有的人不失眠，显然与受刺激的人格有关，我们运用剥离技术来解决这个问题就容易得多。二、我们对失眠不合理认知的了解要更加深入而具体，这些了解能够有效地指导临床心理治疗，如临床上82.69%的人在睡眠问题上有"我想要睡到足够的时间"的想法；82%的人有"期望一粘上枕头就能够睡着"的期望；78%的人有"每天晚上会把睡眠当作一件重要的事情来完成"的习惯；70%的人有"睡不好，什么事都干不好"的顾虑；64%的人有"我睡眠的时候任何干扰都不能有"的奢求；60%的人表示"不准备睡觉时有睡意，可一上床就没有睡意了"的苦恼；40%的人有"失眠一定是由于身体有病"的判断，等等。这其中细致的认知问题过去临床心理学上应该没有了解，而了解这些"认知"显然对临床有十分重要的指导意义。并且，我们给出了相对应的具体心理治疗操作方法，这在过去的心理治疗包括催眠治疗法中几乎难以见到。三、我们能够从具象思维的角度来理解失眠的特性，这是认知心理学或者CBT疗法未能涉及，一般心理治疗难以取效的地方。比如，约53%的患者有"我感觉我自己就是找不到睡得深的感觉"的思维方式。这是一般临床心理学认识不到的具象思维理解，恰恰导致了"睡眠浅"或者"早醒"的症状，应该说类似地方还有很多。四、对于失眠问题的理解，我们更强调个体自身的问题，除原临床心理学的认知外，还有环境适应能力、情绪调控能力、人格倾向、睡眠信心等方面。五、对慢性失眠的理解重视其形成的"过程性"，由于现代临床心理治疗几乎不针对过去进行治疗，我们认为这不是治疗的根本（我们把目前所有的治疗，包括药物、心理、催眠、针灸，认为都是针对现实情况治疗的"蘑菇盖疗法"），本土催眠心理疗法属于既针对现实情况治疗，也针对过去的"问题"进行治疗，更加重视"过程治疗"，是一种"蘑菇体疗法"。

基于上述五个方面，我们对失眠问题的理解更加整体、多维而且细致，这根源于对三十年来失眠个案的反复研究与提炼，也根源于中医整体思维，这个过程是艰难的，但又是鲜活的。

其次，对于催眠，已经在西方催眠术的基础上有了自己的理解，由于"催眠状态"实质上是"从清醒到睡眠的中间状态"，而这一点我们认为是任何人都必须有的经历，不是神秘的，而是简单的。因此，TIP 技术剥离了催眠"术"上神秘的面纱，有了另外几个特点：一、不强调"催眠感受性"和"可暗示性"，认为所有人都可以做到。二、不强调催眠手段与暗示技术，用简单的方法完全可以达到，也就是说，催眠不必要费太多功夫。三、不强调催眠的"状态性"，只要进入"低阻抗状态"，都可以实施治疗，具体见本书内容。

第三，低阻抗意念导入疗法（TIP技术）治疗失眠，是复合的，不再是单一的。充分运用了"暗示化认知"这样一个特殊的理论见解，对已有的气功疗法、催眠疗法、精神分析、认知行为疗法都进行了大量整合。

鉴于此，我们对于失眠的心理病理机制与催眠的理解，从理论到方法、技术，都直接源于临床，从临床中提炼、归纳、整理而成。请读者千万不要完全用原有的理论去理解，我不认为过去的所有理论都符合临床实际，如果心理治疗与催眠疗法都符合临床实际，那失眠问题也就不像现在如此严重。另外，我们在这个基础上进行了认真的规范化研究与中医心理师培养，规定了三级中医心理师必须在短时间内掌握以上全部内容而达到精彩治疗的地步。因而，失眠的本土催眠心理疗法无论是对于失眠的理解，还是对催眠的理解，都似乎已经成为一个比较完整的体系，因而可以集而成册。但愿对研究失眠和催眠心理疗法都有一定的帮助。

由于我们的研究日新月异，书稿的出版周期又很长，当此书付梓之时，TIP-I技术在治疗其他睡眠行为障碍方面，特别是"REM期睡眠行为障碍"以及失眠共病神经症，甚至在重性精神疾病的康复治疗方面又有了更大的突破，本书就来不及更新了，只待以后更新补充奉献给读者了。

汪卫东

2017 年 3 月 28 日于北京朗琴园

目　　录

第一章
睡眠生理与心理

第一节　睡眠与觉醒节律

一、概念与历史

睡眠与觉醒节律是生物节律的一种，也是一种重要的生理节律。这一试验始于 18 世纪，但之后未能对生物周期作用作出认识。直至 1729 年，法国科学家 Mairan 对含羞草昼开夜闭的 24 小时生理节律进行了证明，并把这种节律周期与睡眠和觉醒节律相联系。当时这些试验及报告未被重视，直至几十年后，又被后人所证明。

在睡眠与觉醒节律的生物钟研究中，Schiff 贡献可能更大。他首先观察和发现了人体昼夜体温变化。Asch 等人观察到了午后和傍晚前人的体温达到最高点，凌晨 4~5 时为最低点，最大可相差一度，多数波动在 0.5℃。在正常情况下，人的体温昼夜节律和睡眠与觉醒节律是同步的，但通过人为因素干扰试验，可发现它们有分离现象，从而提出睡眠与觉醒节律和体温节律既有协调性，又有独立性。

1939 年，现代睡眠研究之父美国 N.Kleitman（1895 年）教授出版了《睡眠与觉醒》一书。他建立了世界上最早，现在也是世界上最大的睡眠实验室。

1939 年，Ramson 在损坏猴子的下丘脑侧部后，猴子就处于昏睡状态，他认为下丘脑与睡眠觉醒有关。之后 Hess 研究认为下丘脑内存在睡眠中枢。

Schiff 等人于 1962 年首次以隔离的人进行睡眠与觉醒节律研究实验。他在德国一个小镇上建立了一个暗堡，使暗堡成为一个无时间的环境。由于暗堡设备完善，适合试验者长期生活，有 232 人参加了实验，暗堡有不同的小房间，人员间可进行隔离。之后佛罗里达大学的 Bernie Webb 教授的无时间环境、睡眠与觉醒节律实验，结果都提示睡眠与觉醒节律的周期都变得比 24 小时更长，从而推论睡眠、觉醒节律与神经系统有关，是"人体生物钟"与"太阳钟"同步的结果。它不是习惯形成的，也不受外部环境的影响。

二、睡眠与觉醒的解剖生理学基础

早期的动物实验已经证明，脑干上行投射系统与睡眠和觉醒状态有关，其中脑干网状结构上行激活系统对于觉醒状态的维持，起着极其重要的作用。

上行投射系统可以分为特异性上行投射系统和非特异性上行投射系统。特异性上行投射系统是各种感觉传导通路的总称。各束在丘脑特异性核团换神经元后经过内囊投射到大脑皮质感觉区，产生特定的感觉，并且对于皮质有一定的激醒作用。非特异性上行投射系统是脑干网状结构的重要组成部分，由于脑干网状结构在调节皮质的兴奋性方面起着主要的激活作用，因此，基础和临床工作者习惯将上行投射系统称为上行网状激活系统。它对于睡眠与觉醒的调节途径是，感觉通路的侧支首先激活脑干网状结构，通过网状结构再影响皮质的电活动；也就是说，外周躯体感觉或直接通过脊网束或通过特异性上行投射系统的侧支进入网状结构，从而激活脑干网状结构神经元活动。这种活动又通过网状上行投射纤维到达间脑，再从间脑发出纤维，广泛地投射到大脑皮质各区，对皮质施加紧张性的易化影响，为大脑皮质提供导致觉醒的基础。

在睡眠与觉醒节律的发生机制中，关于特异性上行投射系统和非特异性上行激活系统分别占有的地位，早期的观点认为，睡眠与觉醒的发生依赖于特异性上行投射系统的支持，而后来的一些实验表明情况并非如此。例如，单纯破坏中脑网状结构的头端，保留各种感觉上行的特异传导途径，则动物处于持久的昏睡状态，各种感觉都不能唤醒动物，尽管这时感觉性传入冲动完全可以沿着特异性上行投射系统途径抵达大脑皮质，但如果在中脑水平切断特异性上行投射系统，而不损坏内侧的网状结构，则动物处于觉醒状态，这时动物的脑电图呈现去同步化的低幅快波。因此，目前认为觉醒状态的维持，有赖于特异性上行投射系统传入外周各种感觉信息及脑干网状结构的上行激活系统的存在。这一认识是众多学者从大量的动物实验中得到的。

（一）特异性上行投射系统

1935 年，Bremer 证明在第一颈髓节段水平切断与脑联系（即保持大脑与感觉性脑神经联系）的孤立脑的标本上，其脑电图呈现去同步的觉醒快波，瞳孔也处于清醒状态。如果在中脑上、下丘之间，相当于动眼神经核下方切断脑干，这时的标本称为孤立大脑。其脑电图与自然睡眠或巴比妥麻醉时的脑电图很相似，即为高波幅慢波，此时动物的瞳孔缩小成裂隙缝。Bremer 认为，位于下丘和高位脊髓水平之间的脑干结构可能主动参与觉醒。在第一颈髓节段水平位置横切的孤立脑，由于多对感觉性脑神经的传入冲动未被阻断，尤其是三叉神经和前庭蜗神经的感觉冲动仍可到达大脑，从而维持动物觉醒。而在孤立人脑标本上，虽然尚有视神经和嗅神经两条传入路径把视觉和嗅觉的冲动传入大脑，但这种传入性冲动不足以达到维持觉醒的强度，所以孤立大脑标本的脑电图出现了慢而波幅高的睡眠梭形波。因此，Bremer 认为，唤醒大脑的刺激是由特异性上行投射系统传导的，觉醒状态是由经常进入大脑皮质和间脑的传入性冲动来维持的。从功能上除去脑的传入作用使中枢兴奋性降低，是睡眠发生的直接原因。但是，三叉神经和前庭蜗神经的感觉冲动可能是孤立脑与孤立大脑两种标本间差异的可能性，很快被 Moruzzi 和 Magoun 的实验排除了，因为他们在脑桥中间、三叉神经前横切的标本上也观察到觉醒现象。

（二）非特异性上行投射系统

1949 年，Moruzzi 和 Magoun 采用较精细的局部损毁方法代替脑干全横切，发现当损毁仅及外侧被盖区，即仅切断特异性上行投射系统时，睡眠与觉醒节律无明显改变；但当损毁脑干中轴部位，中断网状结构向头端投射时，则可导致脑电睡眠波和行为睡眠。用高频刺激中脑网状结构能够立即让瞌睡或睡眠的动物产生行为觉醒和脑电去同步化觉醒反应，说明觉醒是由脑干网状结构广泛区域内神经元的兴奋所维持的。

以上所述的上行投射系统与睡眠和觉醒的关系，无论是强调特异性上行投射系统的传入活动，还是强调非特异性上行投射系统的兴奋性活动，其共同点都是将睡眠作为被动过程来解释，认为脑在功能上的被动传入机制导致睡眠的发生，这种观点曾经在一段时间中占据主导地位。但是以后的研究证明了睡眠并不是觉醒状态的简单终结，而是中枢神经系统内主动的、节律性的神经过程引起的。其中最重要的依据是发现脑干内存在特定的睡眠诱导区。因此，睡眠的被动去传入的概念，逐渐被脑干主动参与睡眠控制的概念所替代。当然，这个新概念并不排除去传入的作用。

（三）上行网状抑制系统

在 20 世纪 50 年代后期，Batini 等在探讨脑干网状上行激活系统（ARAS）功能时发现，网状结构的头端（是网状上行激活系统最有效的部位，位于间脑），含有为维持觉醒所必需的神经元群；而脑干尾端则包含能够诱发睡眠的特定区域，这一区域也属于网状结构。Moruzzi 等用注射巴比妥类麻醉剂于脑的不同区域，进一步证实了脑干尾端的神经元是引起睡眠所必需的结构。他们将巴比妥类药物注入脑桥头端和大脑时，觉醒的猫进入睡眠；而注射到脑干尾端时，猫转入清醒状态，EEG 也由慢波转为低电压快波。以后的大量研究表明，脑干内确实存在特定的睡眠诱导区，而位于脑桥中央水平与延脑尾端之间中线区域的细胞核团，包括中缝核、孤束核、蓝斑核以及网状结构背内侧的一些神经元。这些核团发出的上行纤维，对于脑干网状结构的上部产生抑制性的影响。近年来，学者们认为，这些结构共同组成了脑干网状上行抑制系统—ARIS，ARIS 与脑干网状上行激活系统（ARAS）功能的动态平衡，调节着睡眠与觉醒周期的变化。

中缝核是脑干 5-羟色胺（5-HT）神经元集中的脑区，完全损毁中缝核，导致动物失眠达数天之久，非快速动眼睡眠（NREM）和快速动眼睡眠（REM）都明显减少，但中缝核头部和尾部在功能上是有区别的。Jouvet 发现，单纯损毁头部，主要影响 NREM 睡眠；而单纯损害尾部，则主要抑制 REM 睡眠。因此，他认为中缝核头部形成 NREM 睡眠，而其尾部则是诱导 REM 睡眠的脑区。更多的研究认为，中缝核头部、孤束核及其邻近的网状结构神经元是诱导 NREM 睡眠产生的脑区。有人设想它们的活动受中脑网状上行激活系统的驱动，即长时间的觉醒可使该系统活动增强，而后者又对前者起着负反馈的作用，从而诱导睡眠。

蓝斑富含去甲肾上腺素（NA）神经元。蓝斑头部神经元的轴突，经由上行纤维投射到间脑和大脑皮质，该束的损毁可使同步化 EEG 明显延长，而对 REM 睡眠没有影响，因此被认为与维持觉醒有关。选择性破坏双侧蓝斑的中后部及其邻近网状结构，可使 REM 睡眠大大减少乃至完全消失，但不影响 NREM 睡眠的驱动机制。近年认为 REM 睡眠的控制部位主要位于桥脑，在桥脑被盖部存在"REM 睡眠—开"与"REM 睡眠—关"神经元。"REM 睡眠—关"神经元位于桥脑单胺类（NA、肾上腺素、5-HT）神经元比较广泛的区域（在桥脑蓝斑），"REM 睡眠—开"神经元则位于桥脑的胆碱能神经元（在桥脑蓝斑下方网状结构中的蓝斑下核）。"REM 睡眠—开"神经元不仅对 REM 睡眠有"启动"作用，而且有助于说明为什么 REM 睡眠期间肌电肃静的原因。这些神经元投射至延髓的巨细胞核，再经过腹外侧网状脊髓束而投射至脊髓的运动神经元。"REM 睡眠——开"神经元的发放可以兴奋抑制性巨细胞核，经过脊髓运动神经元而使四肢肌张力与肌电活动几乎完全消失。

除蓝斑外，脑干内还有一些特异的结构可能与 REM 睡眠有关。中脑中缝背核内大多数 5-HT 能神经元在觉醒时呈现最大电位发放，而在 REM 睡眠期间其发放大幅度下降，说明这些神经元起着抑制作用。而在 REM 睡眠期间，这种抑制作用终止从而导致 REM 睡眠及其伴随现象的出现。经动物实验研究发现，视交叉上核是产生内源性昼夜节律的神经中枢，该核团接受来自视网膜的直接输入及其来自中缝核的纤维投射。损毁该核团可使大鼠各种内源性行为和激素分泌的昼夜节律消失，包括破坏了正常情况下夜间活动、白天睡眠的行为模式。

除了以上所述的上行投射系统与睡眠和觉醒的密切关系外，丘脑网状核、下丘脑和杏仁核群也参与了睡眠与觉醒的调节。

三、睡眠与觉醒节律学说

觉醒包括行为觉醒和脑电觉醒，前者可能与中脑黑质——纹状体多巴胺递质功能有关，后者可能与蓝斑部去甲肾上腺素递质系统功能，以及脑干网状结构和皮层内部乙酰胆碱递质系统功能有关。

行为觉醒是指觉醒时的行为表现，例如对视觉、听觉、嗅觉、触觉等刺激出现的感知性、探索性、思维性、行为性、记忆性的反应，并且对刺激反应普遍增强。在动物全身处于活动状态，如肌肉的张力增高、交感系统的活动增强、副交感神经的活动减弱、基础代谢的增高、反应能力增强等表现。

脑电觉醒是指脑电图出现特征性的去同步化快波（睁眼时以 P 波、闭眼时以 μ 波为主），以及少量的 θ 波和 δ 波，觉醒脑电图超过 50% 以上。

由觉醒向睡眠过渡，机体许多生理机能会发生变化，并伴随着睡眠的深度而越来越明显。睡眠的深度通常是用使睡者觉醒需要的最小刺激强度（即唤醒阈）来表示，睡眠越深，唤醒阈越高。

睡眠与觉醒是一对矛盾，又是一个统一体。在正常人可维持其平衡，如果出现睡眠觉醒紊乱，就会导致睡眠质量下降、睡眠期觉醒障碍和睡眠觉醒转换障碍等。

睡眠与觉醒节律是人类生存必不可少的条件，是人和高等动物维持生命活动所必需的普遍生理现象，通常二者随昼夜的变化交替出现。但它是怎样发生的，自古以来就引起人们的很大兴趣，对它的解释也众说纷纭，但睡眠机理至今仍不十分清楚。综合国内外研究有如下几种学说。

（一）睡眠与觉醒的相关学说

1. 太阳—地球自转学说

认为太阳的朝出夕落，对人类的睡眠起着重要的影响。睡眠24小时昼夜节律，受控于地球的自转和太阳的公转，12小时昼夜节律和地球的纬度有关，时差与地球的经度或子午线有关。由于太阳—地球自转，人们就养成日出而作、日落而息的习惯。

2. 人体生物钟学说

睡眠和"生物钟"的关系是近年来研究的热门课题，研究者认为，人体存在一种内源性促眠和促醒物质，其部位可能位于下丘脑的视交叉上核。这种内源性的生物钟控制睡眠与觉醒节律。

3. 双相位学说

新近的研究认为，成人的睡眠为双相位，即位于凌晨2:00左右的主要睡眠峰期位和位于下午14:00左右的次要睡眠峰期位。新生儿睡眠很不规律，与多相位睡眠有关。

4. 抑制扩散学说

俄国科学家Pavlov通过条件反射的研究，认为睡眠是抑制在大脑皮质的扩散，并波及皮质下中枢的结果。通过皮质—网状结构系统，抑制了网状结构的机能，即抑制扩散理论。此学说目前占主导地位。

5. 上行激动受阻学说

认为睡眠是由于上行激动系统的功能在低位脑干受到对抗的结果。上行激动系统的功能降低或受到抑制。低位脑干是调节睡眠与觉醒节律相互转化的神经结构。

6. 神经—化学学说

其学说认为睡眠与觉醒的节律性周期性转化可能与体液—化学因素有关。认为异相睡眠的缺乏可导致某些生化因素,如单胺类物质堆积。如 5-HT 的浓度减少时可以加强觉醒,而 5-HT 增加可发生慢波睡眠。异相睡眠与脑桥骨部特别是蓝斑核释放神经化学因素有关。目前认为,多巴胺—去甲肾上腺素、乙酰胆碱递质等化学递质均与觉醒功能有关。

7. 睡眠开关学说

科学家们研究认为,人的大脑中有一个主管睡眠的"开关",当这个"开关"打开时,所有脑细胞就处于活跃状态,使人保持清醒;当这个"开关"关闭时,脑细胞处于休息状态,即进入睡眠期。这个"开关"是位于大脑深处的一个微小的细胞团,并且在解剖学上不同于其他脑细胞。但这个"开关"位于何部位,它与大脑中其他脑细胞是怎样联系的还不清楚。

8. 睡眠因子学说

睡眠因子学说又称为血液中毒学说,由法国科学家 Ada 等最早提出。他们从处于嗜睡状态的动物体内抽取血液,然后注入正常觉醒的动物体内,很快即可引起入睡,这种睡眠促进物质为睡眠因子。

9. 睡眠基因学说

美国犹他大学 Jones 等研究发现,人类第二条染色体 hper2 蛋白的基因控制睡眠及周期。

10. 睡眠中枢学说

此学说由 Hess 提出,他是瑞士生物学家。他用特殊电板刺激大脑不同部位,当刺激到丘脑下后部时,动物即由清醒很快进入睡眠状态,认为此部位即"睡眠中枢"。

11. 睡眠物质学说

1913 年,Pierro 最先证明存在睡眠物质,在疲劳下的"催眠毒素"可产生睡眠,并通过疲劳狗的脑脊液注入不疲劳狗的脑中可引起睡眠。这种睡眠物质是一种神经性因子或体液性因子。

12. 血液脑关口学说

大脑有"血液脑关口"，从觉醒到睡眠时交感神经系统紧张逐渐减弱，手温发生变化。从抑制交感神经系统入手，经猫丘脑下部电刺激，可使其睡眠。人也可用此种方法而睡眠。

（二）人脑的时间概念

人为什么能判断时间？有的人为什么能在闹钟铃响之前醒来？科学家们研究认为，这是因为大脑神经细胞有以下几方面的功能：一是它有记忆时间的本领；二是对外界刺激的反应，尤其是对太阳和月亮出现有很强的时间判断能力；三是人体生物钟的作用，在不同的时间里它有不同的信息反应，到时它会提示您是什么时间。这种时间生物钟是可以调节的，您为什么能在闹钟铃响之前醒来呢？就是您已调整了新的生物钟时间表，在闹钟铃响之前叫醒了您。

人体的时间生物钟也是受很多因素干扰的，如果把一个人放在黑暗的房子里几日或几周，此时叫他说出时间来就不准确了。疾病也可影响时间概念，主要是与疾病干扰了人体时间生物钟有关。

睡眠中能感觉时间，但发热的人会加快计时，体温低时变慢。Hegolany 就曾遇到过这样的事情：夫人生病发热，他去给买药，只去 20 分钟，夫人却说近一个小时。这就是发热加快了时间生物钟的结果。他把这种现象叫做"化学起搏器"。人对时间的判断，上午 8 点~10 点及下午 4 点最正确，中午比较快，晚上比较慢。

第二节　睡眠分期

目前国际上通用的睡眠分期方法是根据睡眠过程中脑电图表现、眼球运动情况和肌肉张力的变化等进行分期。

一、根据眼球运动分期

1. 非快速眼球运动（NREM）睡眠

又称为慢波睡眠（slow wave sleep，SWS）。特点为全身代谢减慢，与入睡前安静状态相比，睡眠期总体代谢率可降低 10%~25%，脑血流量减少，大部分区域脑神经元活动减少，循环、呼吸和交感神经系统的活动水平都有一定程度的降低。表现为呼吸平稳，心率减慢，血压下降，体温降低，全身感觉功能减退，肌肉张力降低（但仍然能够保持一定姿势），无明显的眼球运动。

2. 快速眼球运动（REM）睡眠

又称为快波睡眠（fast wave sleep）。此时，脑电图与觉醒时模式相似，为低幅快波、θ 波及间歇性低波幅 α 波（但其频率比清醒时的 α 波慢 1~2 次 / 秒）。REM 睡眠期除眼肌和中耳肌外，其他肌肉的张力极度下降。此时颈后肌及四肢抗重力肌肉的张力几近消失，成为姿势性张力弛缓状态。眼电（EOG）显示快速眼球运动，肌电（EMG）显示肌电活动较 NREM 睡眠期显著减少或消失。

REM 睡眠与 NREM 睡眠相比存在本质上的差异，尤其在脑活动方面极为不同。从大多数指标来看，REM 睡眠期脑的活动状况与清醒时相似。此时脑代谢与脑血流量增加，大部分区域脑神经元活动增加，脑组织温度升高。其脑血流量的增加主要与脑血管阻力下降有关，而非血压上升之故，而脑血管阻力的变化似主要受局部代谢因素的调节。REM 睡眠期身体其他部分的变化十分复杂，总体来讲，除脑以外全身的代谢率降低。临床表现为植物神经系统的功能活动不稳定，受检者呼吸浅快而不规则，心率增快，血压波动，瞳孔时大时小等；体温调节功能丧失；各种感觉功能显著减退；肌肉张力显著降低，呈完全松弛状态；支配眼球运动、中耳听骨运动和呼吸运动的肌肉持续活动，以及阴茎或阴蒂勃起等。

二、根据脑电图分期

根据 2007 年美国睡眠医学学会的最新判读标准，将睡眠过程分为四期：

1. 清醒闭眼状态

脑电图背景波为 α 波（清醒闭眼状态），或低电压混合频率波（清醒睁眼状态）；眼球出现眨眼或慢速眼动；肌电活动比较高。

2. 非动眼睡眠 I 期

脑电图背景波为相对低电压混合波，特征波为颅顶锐波，偶有 θ 波出现；眼电为缓慢眼球运动；额肌肌电可表现为减弱，或维持清醒水平。

3. 非动眼睡眠 II 期

脑电图背景波仍以低电压混合频率波为主，且其频率慢于 I 期，特征波为 K 综合波（K-complex）及熟纺锤波（spindle）；眼电活动及肌电相对弱于 I 期。

4. 非动眼睡眠 III 期

脑电图记录中出现 20% 以上的慢波 δ 波，其波幅大于 75uV；眼球活动和额肌肌电活动一般显著减少。又称为慢睡眠（slow wave sleep）。

5. 动眼睡眠

脑电图背景波与 Stage 1 相似，持续时间约 20 分钟，为相对低电压混合频率波，期间可间断出现锯齿波或 α 波；出现快速眼球运动；额肌肌电活动消失。

正常睡眠过程中，上述各期按顺序出现，即从清醒、入睡到深睡形成周期性变化。各期都可直接转为觉醒状态，但各期之间都必须循序渐进。

三、觉醒与睡眠各期的生理改变

觉醒与睡眠各期的生理改变见表 1-1。

表 1-1　　觉醒与睡眠各期的生理改变

睡眠分期	身体活动	睡眠深度	思维过程	其 他
醒 觉	肌张力减低，眼动变慢	醒觉边缘	放松，思维离题，意识迟钝	心率、脉率、血压和温度轻度减低
非动眼睡眠 I 期	渐入睡，体动变慢，后渐停止	轻睡，易醒	思维飘移，感觉漂浮	温度、心率、脉率下降；时而呼吸规则，入睡时可能出现催眠幻觉
非动眼睡眠 II 期	眼动少，很少体动，可见打鼾	轻到中度睡眠，有声音易醒，如睁眼，看不见物体	思维有些片断，记忆过程减少，可描述梦境但模糊	心率、脉率、代谢率减低，呼吸规则，气道力增加，可出现打鼾
非动眼睡眠 III 期	偶尔活动，眼动少或无	深睡，有更大的声音时才醒	很少能记忆，也可能记忆力加强	心率、脉率、代谢率、血压和体温出现下降，生长激素分泌增加
动眼睡眠	大肌肉瘫痪，眼动转快，男性阴茎勃起，打鼾常停止	如果有声，反应常改变，掺合做梦，较难唤醒	80%做梦，可生动回忆	心率比 NREM 睡眠增加 5%，血压、脉搏、脑血流、温度和代谢率增加，呼吸不规则

　　如果 I 期、II 期睡眠占总睡眠时间的比例大，睡眠质量就低；III 期睡眠时间长，睡眠质量就高。因此睡眠质量的好坏不仅要看睡眠的总时间，还要看各期睡眠所占的比例。打鼾憋气的患者虽然睡眠时间很长，但深睡眠时间很短，所以睡眠质量很差。如果睡眠时间虽短，但深睡眠时间所占比例仍在 20%（成人），他的睡眠质量并不低。

　　睡眠和觉醒是怎样产生的？除了上述谈及的以外，目前国内外都对此进行了广泛的研究，因为脑的这种特有功能，是保证我们生存、工作和健康所必需的，只有充分地认识它，调整它，才能使睡眠和觉醒调控得更好，使其有益于健康，有益于社会。

睡眠期并不是脑活动停止，脑部的有些部位血流量增加，而另外一些部位血流量是减少的，通过脑部正离子发射扫描成像（PET）可以证实。这可能是睡眠和觉醒脑功能的一种重新组合。从双头连体婴儿可以各自入睡的事实说明，控制睡眠的不是同一睡眠诱导物质，而是不同的神经介质、神经内分泌、神经调节物质作用于不同的神经层次，形成不同的神经网络，产生各自活动的结果。

四、NREM 睡眠和 REM 睡眠的异同点

慢波睡眠和快波睡眠的异同点见表 1–2。

表 1–2　慢波睡眠与快波睡眠的异同点

	慢波睡眠	快波眨眼
肌肉紧张	+	−
鼾 声	+	−
咬 牙	+	−
夜 游	+	−
刺激反应	+	−
生长激素分泌	+	−
手 温	+	−
梦 话	±	+
夜惊症	±	+
遗尿症	±	+
阴茎勃起	−	+
气喘	−	+
心绞痛	−	+
球部溃疡	−	+
呼吸机能	−	+

五、睡眠质量评定标准

睡眠的质量包括睡眠的深度、睡眠时间和饱满的精神状态。睡眠质

量好坏可根据以下两个方面判断。

（一）主观判断标准

好的睡眠质量应具备以下几点：

1. 入睡快，在 10~15 分钟左右即可入睡；

2. 睡眠深不易惊醒，醒后 5 分钟内又能入睡；

3. 睡眠时无噩梦、惊梦现象，梦醒后很快忘记梦境；

4. 起床后精神好，无疲劳感；

5. 白天工作效率高，无睡意。

（二）脑电图判断标准

睡眠质量的好坏可通过脑电图来客观判断：

1. 睡眠潜伏期

即正常成人由觉醒状态经过 10~30 分钟开始入睡，若小于 10 分钟，表示睡眠潜伏期缩短，提示患有发作性睡病和睡眠呼吸暂停综合征等疾病；若大于 30 分钟，表示睡眠潜伏期延长，提示患有失眠症和睡眠节律紊乱等疾病。

2. NREM 睡眠期

NREM 睡眠期约占全夜睡眠的 75%~80%，NREM 睡眠期又分 3 期。1 期睡眠属浅睡期，是睡眠与觉醒之间的过渡期，常处于朦胧状态，约占 5%~10%；2 期睡眠属中度睡眠，约占 50%；3 期睡眠属深度睡眠，约占 20%，此期时间长提示睡眠质量高。

3. REM 睡眠期

约占全夜睡眠的 20%~25%，REM 睡眠期与 NREM 睡眠期大约 90 分钟交换一次，成人全夜可有 3~6 个周期，此期时间长提示睡眠质量好。

4. 睡眠中觉醒期

睡眠中的觉醒期是指睡眠过程中的觉醒时间，并不包括非睡眠状态下的清醒时间。正常情况下，全夜睡眠觉醒大于 5 分钟应少于 2 次，睡眠中觉醒时间应小于总睡眠时间的 5%。睡眠中觉醒次数越少，觉醒时间所占总睡眠时间越少，提示睡眠质量越高。

第三节　午　睡

一、午睡的作用

午睡是中国人适应自然规律的一种适应性模式。人们的觉醒活动受生物节律的影响，在白昼可以出现四个短暂的瞌睡高峰，即上午9时、中午1时、下午5时、晚上9时。白天睡眠高峰因工作和紧张情绪而掩盖，如果外界刺激减少，白天的睡眠高峰会表现出来，中午1点时最为明显。合理、有效的午睡可使下午精神状态更佳。

（一）午睡的作用

1. 午睡可使生理时钟和24小时周期节律相同步。

2. 午睡有抑制心肌梗死的作用。

3. 午睡可缓解疲劳。

4. 午睡可大大提高下午的工作效率。经过一上午紧张的工作，人的脑力和体力已出现疲劳现象，通过午休可提高工作效率。

5. 午睡可使体内的激素维持平衡。

6. 午睡可降低冠心病发病率。

7. 儿童脑细胞数量多，耗氧量大，午睡对大脑有益。睡眠质量差的老年人，午睡可使大脑得到真正的休息。

8. 午睡能增强记忆力和注意力，改善我们的精神状态。小孩、学生、退休人员和作息时间有规律的群体更需要午睡。

（二）午睡的注意事项

1. 不宜午睡的情况：

（1）65岁以上肥胖老年人；

（2）血压过低者；

（3）血液循环有严重障碍者；

（4）脑血管狭窄，经常出现头晕者，因为这些人午睡容易发生脑中风。

2. 午睡与将近黎明时状况相似，快波睡眠多。如果在慢波睡眠的第三阶段被叫醒，其感觉运动、认识等能力都比较差。而在第二阶段被叫醒，各项能力都较好，头脑比较清醒。即在慢波睡眠第二阶段及快波睡眠较多时起床最好。

二、午睡的机理

午饭后午睡的机理可能有以下几种：

1. 半日周期的自身作用。此时生物时钟起作用。

2. 午餐后食物中的催眠物质作用。

3. 反馈作用。饱食后这一信息传到大脑，使其发出应该休息一会的指令。

4. 午睡和打盹是人体生物钟调节的结果，只有需要时才午睡或打盹。

5. 当中午午餐后因消化需要，脑供血暂时减少，加上上午工作的疲劳、紧张、兴奋和繁忙的暂时缓解，睡意也随之而来，这就是午睡和打盹的原因。午睡时间虽短但能进入深睡期，睡眠质量较高。

早餐和午餐不一样，没有进餐后的睡意，并且还会使我们保持更清醒的状态。这是因为较长时间的睡眠和未进食，身体包括大脑都需要补充能量，通过早餐的补充，机体功能才能得到恢复和提高；同时，早餐也与昼夜 24 小时节律和社会生活节律相一致。

三、午睡的时间

午睡的时间应根据自己的职业、劳动强度、个人差异而作适当调整。

一般睡 15 分钟，在尚未进入深度非快动眼睡眠前起床最好，否则就要睡一个非快动眼睡眠和快动眼睡眠周期约 90 分钟。午睡一般在午饭后 15~30 分钟较好。最理想的午睡时间是 15~30 分钟，如果睡得时间太长，可能会打乱您的睡眠节律，影响夜间的正常睡眠。

午睡时间以半小时以内为宜，以 15 分钟为佳。午睡时间超过 60 分钟，既影响工作，又导致醒后头脑不清醒，昏昏沉沉，到了晚上睡觉时反而睡不着了，影响了正常的睡眠节律。过长时间的午睡，反而使下午疲劳不适。随着城市社会生活节奏的加快和人的压力增加，睡眠透支也越来越明显，适当午睡无疑是改善疲劳的好方法。

四、午睡的方式

（一）正确的午睡姿势

午睡正确的姿势是卧位，松开裤带，便于胃肠的蠕动、消化。不要坐着、趴着午睡。坐在椅子上或沙发上午睡，周身的肌肉得不到很好的放松，不但不利于消除疲劳，还会有碍健康。无条件者可采取坐姿靠背姿势。

（二）不正确的午睡姿势

午睡和打盹应在吃了午饭稍活动后再进行。吃了午饭立即午睡，会影响胃肠道的消化，不利于食物的吸收，长期如此容易引起胃病，同时午睡的质量也不会高。

趴在桌上午睡的不利影响：

1. 压迫手臂，可导致手臂神经挤压伤，长时间如此可导致神经麻痹。

2. 可出现手臂酸痛、肩痛等功能障碍。

3. 可压迫眼球，容易引起眼睛充血和眼压升高。

4. 对高度近视的人更为不利，甚至加重近视。

5. 不利于消化，易引起胃部胀气，影响消化吸收功能。

6. 影响呼吸，趴在桌子上午睡，身体弯曲度增加，使呼吸不畅，身体缺氧。

7. 压迫胸部，促发心脏病以及女性的乳房疾病。

8. 面部受压，可引起头面部供血不足。

午睡以平卧位最理想，有些人为方便习惯趴在桌子上午休，这样的午休有碍健康。

（三）午睡的注意事项

1. 不要在通风口或空调的出风口处午睡，这样容易受凉。

2. 千万不要强迫自己午睡，更不要为午睡而服安眠药。只有当您有睡意时，您才去午睡。

3. 午睡最好是每天同一时间开始，同一时间醒来。

4. 午睡刚醒时，您会感到有一小段头脑发昏、不清醒的时刻。此时只要您活动一下，用冷水洗脸，喝杯热茶，很快就能变得清醒了。

5. 有条件就去好好躺着午睡一会儿。

6. 无条件想办法歇下来打一个盹。

7. 午饭后立即进行紧张的脑力劳动有可能导致头晕、失眠，甚至脑中风。

8. 有失眠的患者不要午睡，因午睡会进一步干扰您的睡眠节律。

9. 抗拒午睡可能使工作效率下降，容易出现判断错误和交通事故。

10. 不要午饭后就睡。刚吃了午饭，胃内的食物需要消化吸收，午饭后立即午睡会影响食物的消化。

11. 午睡应养成定时定量、持之以恒的习惯。因为不规律的睡眠可打乱生物钟，影响睡眠节律。

五、午睡与打瞌睡

打盹也叫"鸡啄米"。有的人在车厢中或坐在椅子上就打起盹来，这是因为入睡后颈部一部分肌肉紧张度消失，只有少部分肌肉仍保持一定的紧张度。当颈部的肌肉紧张度完全消失时，在引力作用下向地面下垂，这就做起"鸡啄米"的头向下动作来。下垂的头部刺激肌肉和大脑，通过兴奋神经肌肉，使松弛的颈部肌肉又紧张，将头支撑起来，这就做起"鸡啄米"的头向上动作来。

入睡后大部分肌肉紧张度会消失，只有小部分肌肉仍保持一定的紧张度。当进入快波睡眠时，仅头部和颈部的肌肉紧张度完全消失，但肛门、膀胱和胃并非如此。

18

婴儿睡觉紧握拳头，小猴睡觉紧抱母猴，蝙蝠吊垂睡觉，这种握拳、搂抱、吊垂现象，有人用"返祖现象"来解释，这是生活在森林中的人类祖先留下的特征。

睡眠中肌肉紧张的消失，是发出运动神经的脊髓前角细胞的功能受抑制，或脑干的"抑制神经通路"受刺激的结果。

当然，打盹儿与疲劳亦有关。

午睡醒来后，有的人昏昏沉沉，有的人头脑清醒，这可能与午睡时间有关，因为时间过长就进入慢波睡眠的第三阶段，此时被叫醒，其感觉运动、认识等能力都比较差。如果午睡时间较短，或打个盹却感觉很好。这是由于午睡和打盹是快波睡眠多，或慢波睡眠的第二阶段，此时被叫醒，各项能力都较好，头脑就比较清醒。

如果因工作需要必须加班熬夜，那么就应加强营养，工作一段时间后要活动一下身体，洗个凉水脸，或到户外呼吸新鲜空气。太困了不妨打个盹，稍作休息。

目前国内外一些大公司，在办公区设有专门的"打盹区"，以供职员打盹，使他们能在最短的时间内恢复精力和体力，保持最佳工作状态，提高工作效力。

现代社会里有越来越多的人被"失眠"所困扰。失眠虽然不会立即危及生命，但长期失眠就会影响生活的质量或加重其他疾病。有一部分失眠者是应该睡的时候睡不着，不该睡的时候却睡了。因此失眠与打瞌睡（过眠）是一种恶性循环关系。

白天这种睡眠现象有的人可能用打瞌睡来表现，有的是夜间睡眠不足，白天利用小睡来补偿，这样可以减轻疲惫和困倦感，从而恢复精力和体力。有时因为连续长时间的工作、学习和劳累，打瞌睡就是一种休息、消除疲劳的较好方法。

打瞌睡除了是对睡眠不足的一种补偿外，还受习惯、环境、气候、工作等因素影响。如安静的环境、夏日炎炎、昏暗的灯光、单调的工作就容易打瞌睡；反之，高度紧张的气氛，激动兴奋的场合、忙碌不停的工作，使您无暇打瞌睡了。

如果一个人经常不分时间、地点、场合打瞌睡，而夜间睡眠时间并不少，那么他可能是一种病态。如发作性睡病和睡眠呼吸暂停综合症都可出现反复的难以控制的打瞌睡。

性格急的人早睡早起，性格慢的人爱睡觉。睡眠少的人慢波睡眠多，入睡快，夜间醒来次数少，快波睡眠较短，不经常做梦。睡眠少的人性格较稳重，睡眠多的人多具反抗性。

六、正确看待午睡

关于午睡，即使在中国，也并不是所有人都一样，不同的地区有不同的习惯。南方人一般都习惯午睡，有的地方、有的人长达两个小时之久，而北方人则未必有午睡习惯。早期人类的午睡习惯可能源自热带地区农民的作息规律，由于夏季白天时间较长，中午日照强烈，气温很高，农民往往都早起去田间农活，一般凌晨四五点就起床，有时甚至凌晨两三点就下地干活了，此时温度低，消耗少。中午回家吃午饭后，再休息很长一段时间，当然午睡是最好的方式。而且由于早晨干农活时间较长，体力已经消耗了很多，午睡就成为最好的补偿方式。下午太阳落山之后，再下地干活，到晚上七八点才回家。这种生活方式延续了几千年，形成了一种根深蒂固的习惯，即使是现在的南方城市，在办公室里有空调，生活、工作条件有了很大改变，但这种习惯似乎已不可改变。我29岁之前都在南方学习和生活，自然有南方的午睡习惯。到北京以后，北京的学生中午没有午睡习惯，一点左右就要上课，我只好下决心改掉。初期克服时，一到下午心身疲困，难受至极。经过半年到一年的"艰苦奋斗"，终于改掉了午睡的习惯。这其中需要克服者有坚强的意志才能做到。

另外，对于午睡是否对身体有益，是否有利于延年益寿，目前还没有确凿的临床证据能够证明。很多中国学生到美国后就逐渐适应当地的习惯，也并不一定影响身心健康和智慧。

20

第二章
失眠概论

失眠（Insomnia）通常指患者对睡眠时间和（或）质量不满足而影响白天社会功能的一种主观体验。失眠可以独立存在，也可以作为各种类型睡眠障碍的一个症状，还可能并发或并存于其他多种躯体和精神疾病。首先介绍失眠症总体认识。

第一节　失眠症总论

一、概念与历史

失眠症是一种以失眠为主的睡眠质量不满意状况，其他症状均继发于失眠，包括难以入睡、睡眠不深、易醒、多梦、早醒、醒后不易再睡、醒后不适感和疲乏困倦。失眠可引起患者焦虑、抑郁或恐惧心理，导致脑的思维能力、记忆力、创新性功能等精神活动效率下降，妨碍社会功能的正常发挥。

失眠，中医学中称为"不寐""目不瞑""不得眠""不得卧"。《灵枢·营卫生会》篇"营在脉中，卫在脉外，营周不休，五十而复大会，阴阳相贯，如环无端。卫气行于阳二十五度，行于阴二十五度，分为昼夜。……壮者之气血盛，其肌肉滑，气道通，荣卫之行，不失其常，故昼精而夜瞑。老者之气血衰，其肌肉枯，气道渡，五藏之气相搏，其营气衰少而卫气内代，故昼不精，夜不瞑"。明·戴元礼《秘传证治要诀》提出："不寐有两种，有病后虚弱及年高阳衰不寐。"明·秦景明的《症因脉治·不得卧论》专论失眠，从外感和内伤辨证，重在分清寒热虚实。明·张景岳提出了从阴引阳。从阳引阴的治疗大法。《东医宝鉴·内景篇卷之二·虚烦不睡》总结了明以前治疗失眠症的理论与方法，所列方剂都是在临床上常用的，涉及痰浊、心气虚、年高体衰以及伤寒吐下后、霍乱吐泻伤津，其总以阴虚内热为主，热扰心神，神不守舍。清·吴澄在《不居集》中提出了不得眠的 12 种原因及治疗方法。清·王清任提出了应用活血化瘀法治疗睡眠障碍的方剂，并被后世广泛应用。中医自《内经》以来经过两千多年长期的临床实践，对失眠的防治已经积累了丰富的理论和临床经验。失眠症是中医治疗有效的病种之一，中医药治疗失眠症具有明显的特色和优势，受到人们的普遍关注。但中医药治疗失眠症的疗效机理、治疗优势等问题亟待利用现代科学技术和手段不断研究揭示。

二、流行病学

失眠是临床常见多发病证之一，全球大约四分之一的人正处在失眠的困扰之中。据世界卫生组织对 14 个国家 15 个地区的 25 916 名在基层医疗机构就诊的患者进行调查，发现有 27% 的人有睡眠问题。2006 年，中国六城市失眠调查显示，在 2005 年，我国成年人失眠者高达 57%，其中广州以 68% 的失眠率高居榜首，其次是北京、上海。长期失眠可引起"神经—内分泌—免疫"网络系统的紊乱，使慢性疾病如中风、高血压、糖尿病、肿瘤、焦虑症、抑郁症等躯体和精神心理疾病发病率上升，导致全社会医疗资源消耗增加，生产缺勤率上升，交通事故增多。有调查显示，在门诊和住院患者中，失眠症的患者是普通患者的 1 倍左右；失眠患者的事故发生率是对照组的 4.5 倍，缺勤率比对照组高出 12.4%。在工作缺勤人群中失眠者占 41.5%。镇静安眠药（非苯二氮卓类药物）均有明显的副作用，如成瘾性、依赖性、戒断性反应、抑制呼吸、影响日间行为和容易出现操作性事故等，可以造成严重的医疗和社会问题。因此，失眠已经不仅是世界性普遍存在的健康问题，而且是危害社会的公共卫生问题。但尚未引起民众和医生的足够重视，大多数患者未能得到合理诊治，致使目前失眠症的临床现状为"一高三低一大"，即患病率高；就诊率低，确诊率低，治疗有效率低；危害性大。所以，应积极开展大众化的睡眠健康教育，和对医生实施相应内容的继续医学教育。

三、发病原因和病理生理

（一）发病原因

1. 西医病因

引起失眠的原因有很多，大致可分为以下几种情况：

（1）环境因素。噪音或光照干扰、高温或严寒、卧具过硬或被褥过厚、过薄都会影响睡眠。变换睡眠环境，如住院或住旅馆也可以引起失眠。

（2）生理因素。跨时区旅行（时差反应）以及由白班改夜班工作，由于体内生物钟尚未适应新的昼夜节律，也会出现失眠。

（3）心理因素。应激和各种生活事件均可引起失眠。为自己或亲人的疾病焦虑、害怕手术、亲人亡故，为考试或接受重要工作而担心等，都是暂时性失眠的常见原因。

（4）躯体疾病。可见于疼痛、搔痒、呼吸系统疾病(如咳嗽、哮喘等)、心血管疾病（如严重的高血压、阵发性心动过速等）、消化系统疾病（如胃及十二指肠溃疡、胃及肠的痉挛性疼痛等）、泌尿系统疾病（如尿路感染等）、神经系统疾病（如三叉神经痛、偏头痛等）、内分泌系统疾病（如甲亢、更年期综合征等）。

（5）精神疾病。如抑郁症、精神分裂症、焦虑症、强迫症、边缘性人格障碍等常伴有失眠症状。

（6）药物。各种药物或物质滥用可引起继发性失眠。常见药物有抗心律失常药（奎尼丁）、类固醇激素、左旋多巴、苯妥英钠、抗高血压药

（可乐亭、心得安、甲基多巴）、甲状腺素制剂和利尿药等。其他精神活性物质如苯丙胺、咖啡因、可卡因、烟碱、大麻、酒精、鸦片类和镇静剂等。药物是否导致失眠与剂量、服药时间和年龄具有高度相关性，而精神活性物质常通过药理作用导致睡眠障碍，戒断反应也包括失眠症状。

（7）睡眠伴随症。如梦魇、夜惊症。

（8）原发性睡眠障碍。如特发性失眠、睡眠延迟或提前综合征、睡眠呼吸暂停综合征。

（9）假性失眠。假性失眠又称为睡眠状态误认，即将已睡误认为未睡，也有的人将疲乏认为是失眠。

2. 中医病因

中医认为：情志所伤、饮食不节、劳倦失度、体质虚弱等都能引起阴阳失调，阳不入阴，而形成不寐。其中情志因素导致失眠的观点占了首位，其次多认为与体虚有关。

（1）情志所伤。暴怒伤肝，思虑伤脾，惊恐胆怯、过喜则心气涣散，情志过极可损伤其所属之脏，各脏腑之间又可相互影响，致心神被扰或心神失养而不寐。其中以肝失疏泄、郁而化火最为常见。《病因脉治·内伤不得卧》曰："肝火不得卧之因，或恼怒伤肝，肝气怫郁；或尽力谋虑，肝血所伤；肝主藏血，阴火扰动血室则夜卧不宁矣。"肝失疏泄可使肝气郁结和肝气上逆，肝气郁结则气机郁滞，气血运行不畅，影响心神，导致夜寐不安；肝气上逆则扰乱神明，可出现不寐。此外，脾主运化，为后天之本，气血生化之源。若过度思虑则伤脾，导致脾失运化，气血生化无源，使心无所主；同时，思虑日久也会暗耗心血，最终导致心脾两虚，气血不足，神不守舍，出现不寐。而小儿、老年及体弱之人，突逢惊吓，胆气虚弱而少阳之气难于生发，也可使气机不利而致肝郁脾虚，使痰浊内生，扰动心神出现不寐。如戴思恭《证治要诀·不寐》："有痰在胆经，神不归舍，亦令不寐。"朱丹溪则认为"气有余便是火""五志过极，日久化火，心主神明，心火炽盛，神无所安，且火热耗伤阴精，阴不敛阳，亦可发为不寐。"

（2）饮食不节。嗜食肥甘厚味、过食生冷、饥饱无度均可损伤脾胃，失其健运。故《素问·逆调论》曰："胃不和则卧而不安""阳明者，胃脉也。胃者五脏六腑之海，其亦下行，阳明逆，不得从其道，故不得卧也。"脾主运化，其气宜升；胃主受纳，其气宜降。若饮食不节，内伤脾胃，清气不升，清窍失养，则心神不安。胃失和降，宿食停滞，积湿生痰，痰浊上扰心神则发不寐。

（3）劳倦失度。劳倦过度，暗耗心血，心失所养，神不守舍，出现不寐。且劳倦日久亦可损伤肝肾之精，水不制火，虚火上炎扰心，亦致不寐。劳倦亦可伤脾，脾不升清，痰浊内生，扰心不寐。

（4）久病、年老或素体体虚。《素问·上古天真论》曰："肾主水，受五脏六腑之精而藏之。"另外肾主骨生髓，脑为髓海，需要肾精的滋润和濡养。若肾精充盛，则五脏六腑之精亦盛，髓海有余，神有所养，则夜寐安宁。若素体虚弱、年老体衰或久病后正气虚衰，则肾精亏虚，使得五脏之精衰少，髓海不足则神明失养，夜寐不安。肾精不足，无以养阴，肾水不足，不能上滋心火，导致心火偏亢的心肾不交引发不寐。

（二）发病机制

1. 西医发病机制

失眠症的发病机制较为复杂，目前仍未有很清楚的认识，比较公认的观点认为"失眠与睡眠"——觉醒周期、神经递质及脑功能代谢方面密切相关。

（1）失眠症与"睡眠—觉醒"周期失调。已经证实三个相互作用的系统（觉醒系统、睡眠系统和 REM 系统）参与了"睡眠—觉醒"周期的调节。觉醒系统包括脑干上行网状激活系统和 ARAS 投射纤维支配的特定脑干系统（脑桥胆碱能核、中脑中缝核和蓝斑核）和前脑（中线丘脑和杏仁核）。下丘脑在觉醒系统中起着重要作用，参与调节觉醒节律，是人类"生物钟"所在地。丘脑后部的神经元，不仅投射纤维到皮质和蓝斑、中脑中缝核、脑桥胆碱核、中线丘脑、基底节神经核和杏仁核，而且可分泌一种多肽——食欲素，它的缺失会引起保持觉醒不能，如发作性睡病和猝倒症。脑干的中缝核、孤束核能诱导睡眠的发生，属于睡眠系统。REM 睡眠系统包括脑桥网状结构的背侧和脑桥被盖的胆碱能神经元，受"觉醒—激活"的单胺系统的抑制。睡眠期间这些单胺能神经元的活性下降，使得胆碱能神经元的抑制解除，从而发生 REM 睡眠。当上述三个相互作用的系统功能失调，如觉醒系统功能增强时就会导致失眠症的发生。

（2）失眠症与神经递质浓度失衡。失眠患者脑内神经递质活动异常可能与失眠有密切的关系。

① 5-羟色胺（5-HT）。目前研究发现中缝核头部的 5-HT 能神经元参与产生和维持非快速眼动睡眠，在觉醒时 5-HT 神经元的兴奋性最高，进入 NREM 睡眠期后其兴奋性下降，在 REM 睡眠期其兴奋性最低；相应地降低神经细胞外 5-HT 浓度可以促进睡眠，兴奋 5-HT 能神经元则可以使觉醒时间延长。动物实验发现，应用药物耗尽了中枢 5-HT 后，动物却出现了严重的失眠症状，Chastrette 等认为这是由于 5-HT 具有缓慢地促进下丘脑一些具有催眠效应的肽类物质累积的作用，而 5-HT 的耗尽使得机体失去了这些催眠物质的作用。现证明：多数长期失眠者的脑内 5-HT 浓度偏低。

② γ-氨基丁酸（GABA）和谷氨酸（Glu）。GABA 对中枢神经元具有普遍抑制作用，谷氨酸则是一种中枢兴奋介质，当大脑不能分泌足量的 γ-氨基丁酸时，人便很难入睡，发生失眠。慢性失眠患者 γ-氨基丁酸和谷氨酸两者活动均显著降低，提示 GABA 对中枢神经元的普遍抑制扩散过程难以完成而谷氨酸不足以兴奋睡眠中枢，这种递质紊乱致脑内睡眠启动的电活动紊乱，可能是导致失眠的原因之一。

③ 去甲肾上腺素（NA）。NA 对于睡眠的影响主要表现在刺激支配脑桥网状结构的蓝斑中部，可引起 POG（快速眼动睡眠指标）的活动以及眼球快速活动；刺激蓝斑尾部可通过网状脊髓束和运动神经抑制肌紧张，引起快速眼动睡眠（REM 睡眠），并与 5-HT 有协同作用。蓝斑核尾部的去甲肾上腺素神经元及低位脑干被盖部的乙酰胆碱神经元，则在中缝核

尾部 5-羟色胺能神经元的触发下，产生快速眼动睡眠。这三种神经递质的交互作用导致觉醒与睡眠及非快速眼动睡眠与快速眼动睡眠的周期性。去甲肾上腺素含量失调会影响 REM 睡眠，从而导致失眠的发生。

④ 多巴胺（DA）。DA 在觉醒状态中起着极其重要的作用。拟多巴胺药物是通过对前脑基底部及脑干区域的作用而促进觉醒延长的，故多巴胺含量失调同样会引起睡眠障碍。

（3）失眠症与脑功能代谢失调。在神经影像学领域使用 ［18F］FDG-PET 扫描发现：与健康个体相比，失眠患者脑干上行网状激活系统、脑内重要的唤醒系统，在从觉醒到 NREM 睡眠期都比较活跃；当觉醒时，丘脑和前顶叶皮质相对处于低代谢状态，这些结构在睡眠剥夺后功能下降，一般出现在夜间入睡困难的失眠患者身上；失眠患者睡眠中断可归因于 NREM 睡眠期皮质的额叶前部腹侧皮质的异常兴奋，这与严重抑郁症患者脑部所观察到的一样。这提示：①失眠患者的高度觉醒性通过整个大脑代谢升高反映出来；②失眠患者的睡眠障碍是脑内催醒结构关闭失败或由觉醒到睡眠功能无法降低所引起的；③相对于健康人，失眠患者的白天疲倦能够用觉醒时丘脑、额顶叶皮质的功能下降来解释。

2. 我们关于失眠心理机制的最新研究

下面根据中国中医科学院广安门医院心理科近年来临床研究结果进行了初步整理。我们根据这些心理原因与机制，进行"TIP 技术"治疗，取得了较好的临床疗效，也使治疗方法和技术进一步规范化，易学易懂。临床事实说明，很多失眠之所以用各种方法治疗效果不佳，主要原因还是医生不懂得心理知识，没有细细了解失眠的具体过程而采取了不恰当的治疗措施。所以，医学对失眠的认识还停留在生物医学阶段，对心理作用在失眠中的发病原理还远远认知不足，需要进一步从心理学角度进行研究。

（1）急性失眠的发病原因与机制。多数人都有急性失眠的体验，失眠的患者发病之前多有负性生活事件的诱发，如轮班、倒时差、出差、家庭或工作不良事件和情绪等造成一过性的短暂失眠经历，有过相关的不良经历和情绪的体验，也可能产生一些不合理的认知或者行为。首次急性失眠的患者可能很快好转，长时间内可能睡眠一直正常，但是这种失眠的体验却留在患者记忆之中。很长一段时间之后，突然的不良生活事件或者其他因素刺激诱发失眠再次发作，正常情况下，日常应激刺激或者不良生活事件睡眠的影响很小，即使再有急性失眠的发作仍属正常现象。然而部分患者会受到既往失眠体验的影响和对失眠的不合理认知、失眠后的不良情绪和行为等因素，导致对睡眠的过度关注并加重对失眠的恐惧，随着时间的进展，各种因素包括外界不良暗示、周围亲属的过度关注和自我过度关注、社会不良生活工作事件不断刺激，转变为慢性失眠。（图 2-1）

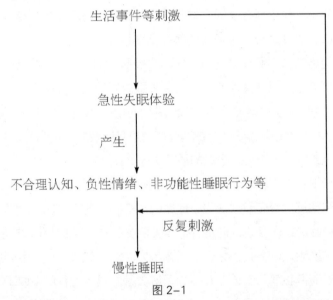

图 2-1

（2）慢性失眠的心理生理发病机制。急性失眠演变为慢性失眠并不是偶然现象，这其中外界的诱发因素首当其责，患者就诊时也常常将失眠归咎于睡眠环境、作息规律的改变或者不良生活事件带来的影响等。然而患者本身的认知、人格等内在因素在急性失眠进展为慢性失眠的过程中举足轻重。

28

① 对睡眠的不合理的认知。如对睡眠时间、状态、速度、感觉的过度期望，每天必须获得 8 个小时的充足睡眠才能保证次日的学习和工作；年龄变老之后就会失眠；睡眠是受自己控制的，努力使自己快速睡着；饮酒或者其他行为会有助于睡眠；做梦就一定没有睡好；晚上睡不好一定会影响第二天正常的活动；安眠药的毒副作用；只要睡得好，其他躯体症状等都会变好；将睡眠与生活事件、不良情绪、睡眠环境或者行为规律的改变简单联系在一起，等等。上述各种由于患者的不合理认知导致患者过度关注失眠和失眠后带来的负性影响，增加睡眠的负担，加重患者预期性焦虑，打乱正常的睡眠过程导致失眠加重，形成恶性循环。

② 归因方式。由于对失眠存在不合理认知，导致多数失眠患者将失眠全部归咎于外界环境、不良生活事件、自身躯体疾患等客观原因。虽然部分客观原因可能会诱发失眠，但并不是失眠发病的主要因素，患者对失眠的认知、人格因素、防御机制等因素更为重要。

③ 不成熟型防御机制和中间型防御机制及不合理的应对方式。慢性失眠患者往往会采取不成熟型防御机制和中间型防御机制，如退缩、幻想、投射、躯体化、解除、满意显现、分裂、压抑、隔离、反作用。慢性失眠患者饱尝失眠带来的痛苦和挫败感，加上对睡眠的不正确的认知，导致患者多寄所有的希望于医生、某种治疗方式或药物等外部因素，忽略个人在失眠的发生发展及在治疗过程中的作用，回避所有可能对睡眠产生负性影响的因素或生活事件，如嘈杂的环境、倒时差、轮班、不良情绪等，把自己所有的身体不适、情绪问题、日间功能下降等统统归结于失眠。因睡眠之前或睡眠中形成的压抑睡眠障碍的相关症状和情绪感受，这些心理防御机制和对睡眠的不合理认知会使患者做出不合理的应对方式。

④ 非功能性睡眠行为。由于对失眠的不合理认知和对失眠的过度关注，失眠患者大多存在非功能性的睡眠行为，如为了保证充足的睡眠时间，即使无睡意也要提前休息，晨醒之后强迫自己再次入睡等。往往这些行为对于失眠适得其反，并不能提高睡眠质量和效率，反而促使患者

更加关注睡眠，增加无效的卧床时间。

⑤ 负性情绪。慢性失眠患者体验失眠带来的痛苦，同时对睡眠过度关注并期待理想的睡眠状态和睡眠时间，所以在睡前往往都有焦虑情绪和对失眠的恐惧，如害怕失眠、担心失眠引起的躯体症状和日间效应等。这些负性情绪并不能够产生积极的作用，反而会干扰正常的睡眠心理生理过程，引起睡眠唤醒的增加，越担心越睡不着，越睡不着就越担心。同时，失眠后造成的不良情绪体验又再次加重对失眠的不合理认知和负性情绪，导致"负性情绪—失眠行为—不合理认知—负性情绪"的恶性循环。

⑥ 人格因素。失眠患者群体具有较为显著的人格特征。失眠患者倾向于内倾、不稳定型人格、易紧张、敏感多疑、谨小慎微的特点，这些内化的心理冲突，容易导致情绪唤醒，睡眠期间生理活动加强。失眠随着慢性情绪唤醒和生理警醒度的提高而发生。这些人格因素造成患者对失眠的过度关注——失眠的体验和失眠带来的负性情绪及对躯体的不利影响。失眠者往往在睡前有不愉快的侵入性思维和过度及不可控制的担心。这些失眠相关的人格因素隐藏在不合理认知和行为及症状表现的表象之下，发挥影响作用。

人格、认知、情绪和行为在失眠的发病中发挥重要的作用，其中尤以人格和认知因素最为显要。而这些内倾、不稳定、敏感、多疑人格是由于患者从小到大经历过外界的刺激、发展教养水平、成长缺失如父母的过度关注和保护等形成的。来自养护者的过度关注随着个体的发展逐渐被内化为个体的自我关注和个体期待外界对自己的关注，不仅关注于躯体的症状，同样也关注外界因素带给自己的不良情绪和变化，夸大失眠症状的表现。而人格、认知、情绪和行为四者之间相互作用、相互影响，在一定的环境（**自然、社会等**）刺激作用和成长发展教养水平下形成易感人格因子，在对睡眠和失眠的不合理认知这样一个大的背景之下，偶然的刺激导致首次失眠，形成短期失眠体验。随着时间的推进，外界的不断刺激（**外因**）和人格、认知以及非功能性睡眠行为和负性情绪等

（内因）共同的作用下，使急性失眠转变为慢性失眠。（图2-2）

　　失眠的发病机制对于临床治疗十分关键，如果能理清机制，治疗自当效如桴鼓。失眠的心理生理发病机制是我们根据既往研究和总结临床经验疗效而得出的理论，目前仍在不断开展相关课题研究，新的理论

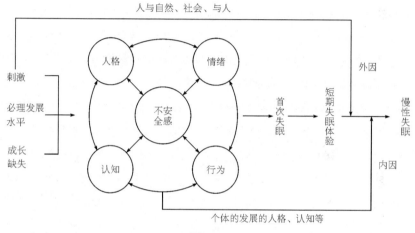

图 2-2

假说仍在补充完善。在此抛砖引玉，以飨同道。

　　3. 中医病机

　　（1）发病。无明显季节性，男女均可发病，见于各种年龄，其中老年人居多。起病或慢或急，亦可慢性起病，急性发作；严重者可出现全身多系统症状，引起严重的情志异常和心理障碍，需加以重视。

　　（2）病位。主要位于心，与肝、脾、肾密切相关。实证、热证多与肝胃有关：胃失和降，食积化热，痰浊内生；肝失疏泄，肝气上逆，肝郁化火。而久病体弱，劳倦过度，当责之于脾、肾二脏。另外，不寐与阴阳的关系也很密切，各种原因造成的阴阳失衡，阳不入阴，阴不敛阳，皆可致不寐。

　　（3）病性。有虚实之分。失眠因脾胃虚弱，肾精亏虚使气血不足，心失所养而发失眠。实者以痰热、内火、淤血、肝郁、水湿等标邪引起

31

失眠的形成和症状的发展与转化。本虚可生标实，标实日久亦可导致和加重本虚。临床多见虚实夹杂，本虚标实证。

（4）病势。初起多为实证，或虚实兼夹，多因情志刺激等因素突发不寐，病情发展，正气虚弱，邪气旺盛，即为本虚标实证。失眠日久，气虚无力，肾阳亏损，阴液不足，血亏津虚，阴阳俱损，乃为真虚之证，此时可见睡眠规律紊乱，白日欲卧，卧而欲睡，眠而不实，时寐时醒，真虚假实证。也有年老体衰或久病体弱、素体禀赋不足之人初起即为虚证，多慢性起病，势较缓，不为患者重视，随后日渐加重。

（5）病机转化。失眠的病理因素主要有气、血、痰、热、瘀、虚、郁。病机转化不外从气血精津到营卫失和；从七情六欲到阴阳失调；从脏腑经络到阳不入阴。《灵枢·营卫生会》："营卫之行，不失其常，故昼精而夜瞑。"清·林佩琴《类证治裁·不寐》所言："阳气自动而之静，则寐；阳气自静而之动，则寤。"因各种病理因素导致的营卫不和、阴阳失调可引发为失眠。明·张介宾《景岳全书·卷十八·不寐》曰："不寐证虽病有不一，然唯知邪正二字则尽之矣。盖寐本乎阴，神其主也，神安则寐，神不安则不寐。"中医学认为，人体的神由心所主，并称为"心神"，睡眠作为人体的生命活动，又是神的体现，因而正常的睡眠有赖于心神的功能正常，心静神安则人能入寐，反之心神不安则难以入眠。由此可见失眠的病位在心，心神不安是失眠的重要病机。先天禀赋充实，脏腑功能平衡，情欲起居有节，则正气盛而内邪不生，故神安而寐。若气血亏虚、精津内耗、七情妄度、五志过极、脏腑损伤、经络不通，实则内外邪气如火、热、气、血之壅塞，干扰卫气的正常运行；虚则气、血、精、津之不足，致使脑络、心脉失滋、失润、失荣、失养而致失眠。当突然强烈或长期持久的情志刺激，超过了个体的生理活动范围及承受能力时，会使五脏气机失常，阴阳失调。因情志所伤，肝失条达，气郁不舒，郁而化火，扰动心神，神不安宁以致不寐。肝郁日久，木旺乘土，脾胃损伤，痰浊内生，亦可扰动心神。肝火独亢，灼伤阴血，可进一步导致心阴暗耗，肾阴不足，肾阴耗伤，不能上奉于心，水不济火，则心阳独亢，心火内炽；不能下交于肾，心肾失交，心火亢盛，热扰神明，神志不宁，因而不寐。而心主血，肝藏血，脾生血，肾藏精，心伤则阴血暗耗，神不守舍；脾伤则食少纳呆，生化之源不足，营血亏虚，不能上奉于心，以致心神不安。素体虚弱或久病之人，或五志过极，或为饮食不节，肠胃受伤，宿食停滞，酿为痰热，壅遏于中，痰热上扰，胃气不和，以致不得安寐。五脏之间皆可相互转化，一脏损伤，日久可连及他脏。起病时或实或虚，日久实邪可损伤正气，导致本虚；亦可因虚起病，脏腑功能失常，气血不畅，因虚致实，最终可出现虚实夹杂证候。

四、临床表现

临床表现复杂多变，主要包括睡眠障碍、精神症状、躯体症状和体征。

1. 睡眠障碍

入睡难，为多梦所苦，醒后也感不解困乏，无睡眠感（实际已睡，但自觉未睡），睡眠觉醒节律紊乱（如夜间不眠，白天无精打采）。

2. 精神症状

白天或醒后无精打采，想睡，易打盹，致使日常活动如工作、学习、生活等不能正常进行；疲乏、精力涣散和体力不能有效恢复；进而脑功能降低，记忆力、注意力、反应能力、洞察力、分析力减退，头胀、头昏、头痛、烦躁、易怒、情绪低落，严重者神志错乱，精神恍惚。患者自制力减弱，对一切均不甚敏感，不能忍受较强的刺激，而这些情绪反应往往控制不住，还容易形成精神交互作用，如"失眠—恐惧—紧张—失眠—加重—恐惧加重—紧张加重—失眠更重"，如此形成恶性循环。

3. 躯体症状

在躯体方面常有植物神经机能亢进的表现，如心率过快、多汗、胃肠蠕动增加引起的腹泻等症状。轻微活动后感到全身无力，有精疲力尽之感，伴有四肢肌肉酸痛和不能松弛的感觉，或腰背痛，而紧张性头痛是最常见的躯体症状之一。患者常诉有持续性头痛、头昏、头部有重压感，有的患者常伴有纳差恶心、心悸、全身麻木、胸闷、尿频等，并经常自认为病情重而焦虑不安，迫切需要治疗。

4. 客观体征

精神萎靡不振，哈欠频作，面色少华，眼睑浮肿，早晨更为明显；两眼无神，目光呆滞，眼神散漫。黑眼圈是长期失眠者的一种表现，由于睡眠不足，眼眶周围血液循环不好，皮肤容易产生色素沉着；结膜充血；清晨眼屎多等。

5. 失眠症对人体的影响

(1) 对精神的影响。醒后精神不振，精力不充沛，整日昏昏欲睡。

(2) 对躯体的影响。容易疲劳、乏力，自主神经功能紊乱，出现夜尿增多、纳差心悸等。长期失眠还是引起高血压、糖尿病、动脉硬化、冠心病、中风病、肿瘤的常见原因和诱因。长期睡眠不足会导致新陈代谢和激素的变化，加速人的衰老过程。睡眠不足会影响皮肤毛细血管血液的瘀滞，血液循环不畅，皮肤细胞得不到充足的营养，而使皮肤老化，显得晦暗、眼圈发黑、易生皱纹。青少年的生长发育关键在睡眠中，由于促生长激素是在下丘脑分泌的，并且分泌高峰期是在熟睡之中产生，所以对青少年的生长发育有着举足轻重的影响。

(3) 对心理上的影响。因失眠而造成心理负担，害怕睡觉。对事物多疑、敏感，承受能力下降。

(4) 对智力的影响。长期严重失眠，大脑思维能力降低，反应迟钝；工作效率减低，学习能力和记忆能力下降；老年人可加快痴呆的发展。

(5) 对情绪的影响。情绪不稳定，易烦躁不安、焦虑、沮丧；还常引起焦虑症、抑郁症、强迫症、精神分裂症。

(6) 对生活质量的影响。生活质量显著降低，甚至有生不如死的感觉。

(7) 对家庭、人际关系所产生的影响。失眠影响个人的生理功能，如食欲不振、疲乏、性欲减低、情绪异常，这些都可影响家庭的和睦。

失眠者易发怒、冲动、争吵、疲倦，注意力、创造力、判断力和记忆力下降，使人际关系紧张、疏离。

五、诊断与鉴别诊断

该病易被漏诊，仅5%的失眠患者就此求医，有70%的患者甚至未向医师提及症状。这就迫切要求临床医师提高失眠的诊疗水平。另外，还应鉴别一些仅以失眠为临床表现的神经精神疾患及其他躯体疾病。病史采集应全面，一般情况、临床症状、睡眠习惯（询问患者本人及知情者）、体格检查、实验室辅助检查（包括脑电图、生化、甲状腺功能等）；根据具体情况选择进行专项睡眠情况检查，包括：（1）睡眠日记、睡眠问卷、视觉类比量表（VAS）等；（2）多导睡眠图（PSG）；（3）多次睡眠潜伏期试验（MSLT）；（4）体动记录仪（actigraph）；（5）催眠药物使用情况；（6）其他（包括睡眠剥夺脑电图等），以便综合分析。

（一）诊断标准

1. 《睡眠障碍国际分类》（第二版）失眠症诊断标准为：

（1）以难以入睡、维持睡眠困难、或者早醒或慢性的缺乏质量的睡眠为主诉。而在儿童中，睡眠困难经常由照料者诉说，可能包括就寝时间抵抗或不能单独睡觉。

（2）上述睡眠困难即使在适合睡眠的场合和环境仍然出现。

（3）至少具备下列因晚间睡眠困难而导致白天功能损害的形式之一：

① 疲劳或不舒服；

② 注意力或记忆力障碍；

③ 社会功能、工作能力或学习能力受损；

④ 情绪混乱或易激惹；

⑤ 白天思睡；

⑥ 动机、精力或动作启动能力下降；

⑦ 有工作或驾车时出现错误或交通事故的倾向；

⑧ 因睡眠缺失而出现紧张、头痛，或者胃肠道症状；

⑨ 对睡眠担心、担忧。

2. 《精神障碍诊断和统计手册》（第四版）原发性失眠症的诊断标准为：

（1）难以入睡和维持睡眠困难，病史至少 1 个月。

（2）失眠引起苦恼、社会或职业等方面障碍。

（3）排除发作性睡病、呼吸相关、生物节律、抑郁症、广泛性焦虑、各科躯体性疾病等引起的失眠。

3. 《中国精神障碍分类与诊断标准》（CCMD-3）

失眠症（非器质性失眠症）是一种以失眠为主的睡眠质量不满意状况，其他症状均继发于失眠，包括难以入睡、睡眠不深、易醒、多梦、早醒、醒后不易再睡、醒时不适感、疲乏或白天困倦。失眠可引起患者焦虑、抑郁或恐惧心理，并导致精神活动效率下降，妨碍社会功能。

（1）症状标准：

① 几乎以失眠为唯一的症状，包括难以入睡、睡眠不深、多梦、早醒，或醒后不易再睡、醒后不适感、疲乏或白天困倦等；

② 具有失眠和极度关注失眠结果的优势观念。

（2）严重标准。对睡眠数量、质量的不满引起明显的苦恼或社会功能受损。

（3）病程标准。至少每周发生 3 次，并至少已持续 1 个月。

（4）排除标准。排除躯体疾病或精神障碍症状导致的继发性失眠。

（5）说明。如果失眠是某种躯体疾病或精神障碍（如神经衰弱、抑郁症）症状的一个组成部分，不另诊断为失眠症。

4. 世界卫生组织《ICD-10 精神与行为障碍分类》非器质性失眠症诊断标准

失眠症是一种持续相当长时间的睡眠的质和（或）量令人不满意的状况。在诊断失眠症时，不能把一般认为正常的睡眠时间作为判断偏离程度的标准，因为有些人（即所谓短睡者）只需要很短时间的睡眠，却并不认为自己是失眠患者。相反，有些人为其睡眠质量之差，令人痛苦不堪，但他们的睡眠时间从主观上、客观上看都在正常范围。

在失眠者中，难以入睡是最常见的主诉，其次是维持睡眠困难和早醒。然而，患者主诉中通常以上情况并存。典型情况是，失眠发生于生活应激增加的时候，并多见于妇女、老年人及心理功能紊乱和社会经济状况差的人群中。如果一个人反复失眠，他就会对失眠越来越恐惧并过分关注其后果，这就形成了一个恶性循环，使得这个人的问题持续存在。

就寝时，失眠的人会描述自己感到紧张、焦虑、担心或抑郁，思想像在赛跑。他们常常过多地考虑如何得到充足的睡眠、个人问题、健康状况，甚至死亡。他们常常试图以药物或饮酒来对付自己的紧张情绪。清晨，他们常诉感到心身交瘁。白天的特征是感到抑郁、担心、紧张、易激惹和对自身过于专注。

诊断要点：为了确诊，下列临床特征是必需的：

(1) 主诉或是入睡困难，或是难以维持睡眠，或是睡眠质量差；

(2) 这种睡眠紊乱每周至少发生 3 次并持续 1 个月以上；

(3) 日夜专注于失眠，过分担心失眠的后果；

(4) 睡眠量和（或）质的不满意引起了明显的苦恼，或影响了社会及职业功能。

只要是睡眠的质和（或）量的不满意是患者唯一的主诉，就应在此编码。如果失眠是基本症状或失眠的长期性及严重性使得患者把它看作是基本症状时，即使存在其他精神症状如抑郁、焦虑或强迫等，并不能否定失眠症的诊断。其他共存的障碍，如果症状显著、持续存在，必须采取相应的治疗时，也应予以编码。应当指出，大多数失眠者通常过分关注自己的睡眠紊乱，而否认存在有情绪问题。因此，必须进行仔细的临床评定，然后才能排除失眠这一主诉的心理基础。

失眠是其他精神障碍中常见的症状，如情感性、神经症性、器质性及进食障碍，精神活性物质所致精神障碍。精神分裂症及其他睡眠障碍如梦魇。失眠也可伴发于躯体障碍，如有疼痛、不适或服用某些药物时。

如果失眠仅仅是某一精神障碍或躯体状况的多种症状中的一种，即它在临床中并不占主要地位，那么诊断就应限定于主要的精神或躯体障碍。此外，另外一些睡眠障碍如梦魇、睡眠—觉醒节律障碍、睡眠呼吸暂停及夜间肌阵挛，只有当它们导致了睡眠的量或质的下降时，才能确立诊断。然而，在上述各种情况中，如果失眠是主诉之一且失眠本身被看作是一种状况，那么在主要诊断之后应附加本编码。

本编码并不适用于所谓"一过性失眠"。一过性睡眠紊乱是日常生活中的正常现象。因而，由于某些心理社会应激，有几夜没睡好，不应在此编码，但如果合并其他有临床意义的征象时，可以考虑为急性应激障碍（F43.0）或适应性障碍（F43.2）的一部分。

（二）鉴别诊断

本病主要和以下疾病相鉴别：

1. 与一时性失眠相鉴别

若因一时性情志影响或生活环境改变引起的暂时性失眠，称为一时性失眠，不属于病态。与失眠是以失眠为主症，每周至少发生 3 次，并持续 1 个月以上，表现为持续的、严重的睡眠困难有别。

2. 生理性少寐

老年人或某些人，长期以来少寐早醒，白天无疲乏无力、头昏脑胀等不适，多属正常生理现象，称为生理性少寐。与失眠是以失眠为主症，且白日疲乏、头胀、头昏等症状系由睡眠障碍干扰所致，甚至影响工作、生活不同。

3. 失眠症与失眠区别

主要区别点在失眠与失眠症是两种不同的概念。

（1）失眠是一种偶尔现象，而失眠症则是一种长期现象。

（2）失眠多是一种继发现象，失眠症则是一种原发现象。

（3）失眠常由其他因素和疾病引起，并以其他症状为先发，失眠只是一种伴发现象。而失眠症则是以失眠为先发，并伴有或引起相关症状。

（4）失眠是一种症状，失眠症是一种疾病，因此不能把失眠者都认为是一种疾病，好比发热是一种症状而不是一种疾病一样。

（5）在去除引起失眠的因素和疾病后，失眠即可减轻或消失。而失眠症只有治疗好失眠后，伴发的症状才能减轻或消失，而仅治疗伴发症状却难以奏效。

（6）失眠者较少有心理障碍，而失眠症常伴有性格特征上的不正常，常表现为个性强、个人欲望强、心理冲突感强、爱面子的好胜心强、钻牛角尖意识强。

（7）失眠几乎每个人都经历过，只是发生的年龄、持续时间、场合、引起后果不同。

4. 焦虑症与失眠症的鉴别

焦虑是指忧虑、紧张不安的一种恐惧的情绪，并伴有自主神经功能改变的肌张力的变化。失眠是焦虑的主要表现，以入睡困难、夜间觉醒次数增多、紧张恐惧的梦多为特征。即使睡好觉也不能缓解其焦虑的情绪。失眠症则是围绕着睡眠来讲，情绪表现为烦恼或紧张，其程度远未及焦虑那样，睡好觉焦虑情绪也随之缓解。

5. 抑郁症与失眠症的鉴别

抑郁症是一种情感性疾病，以持续的心情低落为主要特征，常伴有焦虑、躯体不适和睡眠障碍。睡眠障碍是抑郁症状群的重要组成部分，对抑郁症睡眠障碍的研究，一直是人们关注的焦点之一。据报道，90%的抑郁症患者主诉失眠，典型的症状是入睡困难，夜间醒起次数增多且早醒。有61.8%的抑郁症患者首发临床症状是睡眠障碍。临床上，抑郁相关失眠以频繁觉醒和早醒最为多见，失眠既可发生在抑郁出现之前，也可持续至抑郁缓解之后。如果以失眠为主要临床相，其他症状随失眠好转而好转或缓解，临床可诊断为失眠症。如果抑郁和失眠均符合相应诊断标准可采用多轴诊断，诊为共病。

6. 神经衰弱与失眠症的鉴别

神经衰弱的原因是脑功能衰弱，易发生精神兴奋、疲劳、脑力减退和身体不适及睡眠异常。而失眠是神经衰弱常见的现象，但与失眠症有很大的差别。神经衰弱除失眠外往往会出现下列四项中的两项：

(1) 衰弱症状。如脑力易疲劳、没有精神、反应迟钝、注意力不集中或不能持久、记忆力差、工作效率低下、体力易疲劳等。

(2) 情绪症状。烦恼、心情紧张难放松、易激动等。

(3) 兴奋症状。精神易兴奋，表现为回忆和联想增多且控制不住，伴有不快感，但没有言语及运动增多。

(4) 疼痛。如肌肉紧张性疼痛、肢体肌肉酸痛等。

失眠症没有以上症状，神经衰弱与失眠症关键的区别是其主要表现为衰弱症状、精神易兴奋和精神易疲劳。失眠症是对睡眠的过分关注，以及这种失眠与周围环境建立了联系。

7. 痴呆症与失眠症的鉴别

Alzheimer 病痴呆症和其他各种痴呆症常伴发睡眠障碍，这种睡眠障碍以继发性失眠最为多见。痴呆症伴发的失眠特点有以下几种：

(1) 入睡困难。这是痴呆症患者最常见的现象。

(2) 早醒。早醒是痴呆症的另一睡眠特点，多数在凌晨 4~5 点即醒来，醒后即难以再入睡。

(3) 睡眠时反复觉醒，使睡眠呈片断性且醒后再入睡时间大于 5 分钟，长者达 30 分钟。

(4) 白天过度睡眠。常于上午 8~9 时、下午 3~4 时睡觉。除此之外，稍一坐下即打瞌睡，一天可出现数十次。

(5) 日落综合征。即在傍晚或深夜出现意识模糊、焦急、激惹、不安、好斗、喊叫、漫游和神志恍惚现象，并对约束自己者进行暴力抵抗，发生情况与痴呆症程度相一致，从而使夜间睡眠质量进一步下降。

(6) 可伴发睡眠呼吸暂停低通气综合征和其他睡眠性疾患。

8. 帕金森病相关睡眠障碍与失眠症的鉴别

帕金森病其临床主要特征为进行性震颤，肌强直和运动徐缓，由中脑黑质和黑质—纹状体变性引起。据报道，帕金森病患者睡眠障碍的发生率高达 60%~90%，可想而知该病患者睡眠障碍是一个重要问题，但对此认识尚不足。帕金森病影响睡眠的特点如下：

（1）失眠。帕金森综合征失眠发生率达 50%~80%，并且帕金森综合征的轻重程度与失眠的发生率相关。

（2）反复觉醒。帕金森病可反复引起觉醒，导致睡眠片段化，其发生率达 62%。

（3）睡眠—觉醒节律紊乱。帕金森病睡眠—觉醒节律紊乱可能与松果体分泌的褪黑激素节律异常、分泌量减少有关。其原因与白天卧床时日照减少，夜晚睡眠时卧室开灯等造成昼夜节律紊乱，使睡眠—觉醒节律障碍。

（4）白天睡眠过多。由于夜间睡眠时间减少，失眠、睡眠表浅，造成睡眠质量下降，加之睡眠—觉醒节律紊乱，日间打瞌睡，白天睡眠过多。另外，治疗帕金森病药物在白天服用，亦可影响睡眠。帕金森病患者中约三分之一易出现白天打瞌睡。

（5）帕金森病合并睡眠呼吸暂停低通气综合征增多，二者对睡眠的影响起到相加作用，使睡眠障碍进一步加重。

第二节　失眠症各论

按照《国际睡眠障碍分类—2005》标准，失眠可分为：调节性失眠症、心理生理性失眠症、异常性失眠、特发性失眠症、精神障碍而导致的失眠、不适当的睡眠卫生、婴幼儿的动作性失眠、与毒品或物质滥用有关的失眠、内科疾病导致的失眠、未被确定的非物质滥用或已知的生理心理性失眠、未指明的器质性失眠。下面就常见失眠类型分述如下。

中医对于伴发内科疾病或精神科疾病的失眠，尚无明确规定，仍属"不寐"范畴，可参考失眠症总论章节。

一、心理生理性失眠

(一) 概念与历史

心理生理性失眠（Psychophysiological Insomnia）是由于患者过分地关注睡眠问题而引起的一种失眠类型，也称为原发性失眠、习得性失眠、条件性失眠、功能性自主性失眠、心理生理性唤醒、慢性躯体紧张和无心身疾病的内源性唤醒等。

(二) 流行病学

本病占总人口的 1%~2%，在睡眠中心占所有患者的 12%~15%。本病青年期起病，中年期增多，女性常见，儿童罕见。

(三) 发病原因和病理生理

任何原因引起的情绪应激均可诱发失眠。患者过分关注自身睡眠问题而导致不能入睡，产生躯体紧张和习得性阻睡联想（learned sleep-preventing associations），后者在发病中起主导作用，这两种因素又相互强化干扰睡眠。抑郁、疼痛、入睡环境受到干扰等可以成为习得性阻睡联想的促发因素。童年时代父母亲对于睡眠的过度关注可以成为易感因素。

心理因素如焦虑、烦躁不安或情绪低落、心情不愉快等，都是引起失眠的重要原因。生活的打击、工作与学习的压力、未遂的意愿及社会环境的变化等，会使人产生心理和生理反应，导致神经系统的功能异常，造成大脑的功能障碍，从而引起失眠。有的人对睡眠的期望过高，认为睡得好，身体就百病不侵；睡得不好，身体上易出现各种毛病。这种对睡眠的过分迷信，增加了睡眠的压力，容易引起失眠。人难免有睡不好的时候，但有的人对这种暂时性的睡不好及其对身体的影响过于担心，一想到睡觉，就会条件反射地恐惧，老想着一定要睡好，反而使人更难入睡。这样就会形成"害怕失眠—致力于睡眠—失眠—更害怕失眠"的恶性循环，长此以往，很可能演变成慢性失眠。

(四) 临床表现

1. 发病起源于生活不愉快事件的精神压力或长期过分紧张的工作，

常伴有头颈部肌肉胀痛和手脚发冷等症状，这些症状又干扰了睡眠。有的则在儿童时就已有入睡困难，怕黑和较多梦魇。

2. 睡前强烈希望有一良好睡眠的紧张心情，从而焦虑不安，反而入睡困难。

3. 白日除了有失眠的常见症状外，更有过敏、压抑和担心失眠危害健康的精神焦虑紧张。患者实际上将一切注意力都集中于失眠，但又否认自己对失眠的夸大和过度重视，是本型失眠的特征。更换睡眠环境后睡眠可能改善。

（五）诊断与鉴别诊断

1. 诊断标准

《睡眠障碍国际分类》（第二版）心理生理性失眠诊断标准为：

（1）患者的症状符合失眠诊断标准；

（2）失眠至少持续 1 个月；

（3）患者有条件性睡眠困难和（或）高度唤醒的证据，符合下面至少一条：

① 过分关心睡眠和高度担心失眠；

② 在规定的上床时间或小睡时间内很难入睡，但是当不打算睡觉时，在单调的活动中入睡不难；

③ 在远离家中的地点比在家中睡得好；

④ 思维兴奋以插入性想法或不能意愿地停止阻睡思维活动为特征；

⑤ 高度躯体紧张，如无法放松让自己入睡。

（4）睡眠干扰不能用其他睡眠障碍、内科或神经科障碍、情感障碍、药物或物质滥用更好地解释。

2. 鉴别诊断

（1）睡眠卫生不良。睡眠卫生不良直接导致失眠，当纠正不良的睡眠习惯后，失眠即可缓解。而心理生理性失眠则指与促发因素无关的失眠，如在改变不良睡眠习惯并持续保持良好的睡眠卫生后，患者的睡眠依然较差。

（2）情感障碍。心理生理性失眠与抑郁症相区别的基础在于抑郁症患者可以存在其他"自主神经症状"，如食欲减退、明显的昼夜性情感节律波动（早晨感觉最差）和消化道不适（典型者如便秘）等，也可以考虑到容易导致抑郁症的近期生活事件。临床上可见抑郁症的很多生物学指标，如 REM 睡眠潜伏期缩短、地塞米松失抑制或早醒。

（3）广泛性焦虑障碍。广泛性焦虑障碍患者在觉醒状态下也可见到焦虑症状，社会适应能力明显受损。而心理生理性失眠患者的核心症状表现为失眠，相关的临床症状为持续觉醒状态的后果。

（4）特发性失眠。典型心理生理性失眠中的许多患者在儿童和青少年期的睡眠就处于正常人的边缘状态。通常情况下，除了遭遇应激性事件导致短暂的睡眠不良外，大多可以"勉强混过"。而特发性失眠患者在儿童时期即出现连续性睡眠不好。

（5）调节性睡眠障碍。心理生理性失眠患者在临床症状出现前，也可能因为各种应激性事件导致调节性睡眠障碍，表现为一段时间的失眠，当应激性因素消失后，睡眠可以恢复正常，但此时如果患者仍然过分地关注于自己的睡眠问题或担心自己睡不着，则表现出心理生理性失眠的临床特点。

二、情感障碍相关性失眠

（一）概念与历史

情感障碍相关性失眠（sleep disorders associated with mood disorder）是指由于情感障碍而引起的睡眠减少。情感障碍患者以显著而持久的情感或心境改变为主要临床特征，表现为情感的高涨或低落，伴有相应认知和行为改变，间歇期精神状态基本正常，往往有复发倾向。失眠是情感障碍的症状之一，特别是抑郁症，失眠可能是临床唯一的症状。在双相情感障碍，当躁狂发作时睡眠需要量减少，抑郁发作则出现过度睡眠，还有的出现间断性睡眠和早醒。

（二）流行病学

据统计，至少 90%的情感障碍患者在病程的某些时候会出现睡眠障碍，且可发生在任何年龄。情感障碍出现睡眠问题的男女比例基本相似。

（三）发病原因和病理生理

1. 病因

目前尚未明确，某些引起情感性障碍的原因，同样可能引起睡眠障碍。与情感障碍有关的睡眠障碍有一定遗传倾向，在抑郁症患者的一级家属的睡眠实验室研究证实，这些家属也易出现相似或不同的睡眠障碍。

2. 发病机制

与情感障碍有关的失眠的发病机制不明，但是睡眠和觉醒的神经生化调节与情感障碍发病机制的众多假说之间相互联系。如降低动物脑内去甲肾上腺素会出现 REM 睡眠增加，提高脑内去甲肾上腺素会出现 REM 睡眠减少。5-羟色胺与睡眠关系密切，它是产生睡眠的重要递质，并与 REM 睡眠的发生关系密切。还有 γ-氨基丁酸与睡眠关系也很密切，强光引起睡眠中的动物脑细胞中的 γ-氨基丁酸的水平增加。而去甲肾上腺素、5-羟色胺、γ-氨基丁酸、5-羟色胺在情感障碍，特别是抑郁症发病中起重要作用。所以以上这些神经递质的异常，与情感障碍及其相关的失眠发病机制有关。

（四）临床表现

抑郁症患者尽管出现与失眠有关的"疲倦""无精打采"的感觉，但是由于他们并不能客观地认识到这些问题与睡眠不好密切相关，所以睡眠问题常不成为他们的重要主诉。抑郁症患者主要表现为入睡困难、睡眠维持困难和早醒，醒得过早是最常见的主诉，而且醒后不能再度入睡，因此总睡眠时间缩短。抑郁症患者白天并无客观的思睡现象，这可能与其高度的心理生理性激醒有关。一些心境恶劣的患者也可出现这些特征。

失眠常常是抑郁的早期表现，在临床尚未出现抑郁的其他症状时，失眠可能已经出现。未经治疗的典型情感障碍的病程通常为 6~18 个月，经过抗抑郁药的治疗，可以改善抑郁症状，也可以缩短抑郁的病程，而失眠常常是首先得到改善的症状之一。抑郁或躁狂的患者常自己使用镇静催眠药物或以饮酒来改善睡眠障碍，这样的治疗常常导致药物依赖、药物耐受或乙醇依赖。

抑郁症患者出现的睡眠模式的异常，主要是睡眠的连续性和睡眠结构的不正常。至少90%的抑郁症患者存在睡眠中断；NREM睡眠的第3期减少，REM睡眠潜伏期缩短，快速眼球运动的密度增加，特别是在第1个REM睡眠期，这种改变最明显。在年轻抑郁症患者睡眠潜伏期总是延长，而在老年抑郁症患者虽然入睡正常，但是出现与梦有关的频繁觉醒，扰乱了睡眠的持续性。睡眠结构的异常主要表现为NREM睡眠期的δ波睡眠减少和REM睡眠增加。在首次出现的NREM睡眠周期中的δ波睡眠减少并移位到以后的NREM睡眠期。第1个NREM睡眠期的缩短，导致第1个REM睡眠期的过早出现。

（五）诊断与鉴别诊断

1. 诊断标准

（1）诊断至少应包括以下第1、2条：

① 有失眠的主诉；

② 主诉与情感障碍有关；

③ 若情感障碍缓解主诉也随之消失；

④ 多导睡眠图监测证实至少存在下列表现之一：A. REM睡眠潜伏期缩短；B. REM睡眠密度增加；C. NREM睡眠第3、4期时间减少；D. 睡眠潜伏期延长、睡眠效率降低、觉醒次数和觉醒时间增加；E. 多次小睡潜伏期测试显示平均睡眠潜伏期缩短或正常。

（2）病程标准

① 急性：病程≤4周；

② 亚急性：病程>4周，但<2年；

③ 慢性：病程≥2年。

2. 鉴别诊断

（1）器质性疾病相关性睡眠障碍。某些器质性疾病，如睡眠呼吸暂停综合症，由于其呼吸与 REM 睡眠在神经系统上的联系，常会出现睡眠障碍，这需与情感障碍相鉴别。两者之间首先在病史上存在差异，前者有器质性疾病史，其次前者除睡眠障碍症状外，还有其他器质性疾病症状，后者还有情感性方面的症状；另外，实验室检查特别是脑电图检查，后者常有睡眠潜伏期延长，睡眠效率下降，这些与前者有差异。

（2）药物和乙醇相关性睡眠障碍。这类患者有明确的服用药物或酒精史，而且存在突然停药或停止饮酒史，出现的症状与以往的症状不同，恢复用药或饮酒可使症状暂时缓解，根据这些特征可以鉴别。

（3）焦虑障碍相关性睡眠障碍。焦虑障碍主要症状是焦虑，除此之外还有显著的自主神经症状、肌肉紧张以及运动性不安等，这些症状在情感障碍中较少见，有助于鉴别。

（4）季节性情感障碍。这是一种在秋季和冬季发作的以抑郁性症状为主的情感障碍，在每年春季和夏季自然缓解。有时冬天出现轻躁狂，春季和夏季出现抑郁。纬度高的地区患病率高，可能与每天光线强度的变化而引起生物节律周期的紊乱有关。抑郁表现为持久的心境恶劣、思维迟缓和运动减少，可以出现睡眠时间增加、贪食、精力下降等，这些不同于常见的抑郁症，春季和夏季出现抑郁症状或者可出现睡眠时间缩短和食欲差。

三、焦虑障碍相关性失眠

（一）概念与历史

焦虑障碍相关性失眠（sleep disorders associated with anxiety disorder）是指由于焦虑障碍而引起的睡眠紊乱。焦虑障碍患者以广泛和持续性焦虑或反复发作的惊恐不安为主要临床特征。

（二）流行病学

约 90% 以上的焦虑障碍患者存在失眠。

（三）发病原因和病理生理

1. 病因

焦虑障碍与遗传、素质和环境密切相关。单卵孪生子的同病率为35%。精神因素在焦虑征的发病中有重要作用。焦虑障碍与睡眠障碍有密切关系，由于过度焦虑而导致入睡困难或长期失眠，可能与遗传、心理、生化、社会和环境因素有密切关系。

2. 焦虑障碍的发病机制

可能与去甲肾上腺素、5-羟色胺和γ-氨基丁酸等递质紊乱有关。静脉注射乳酸盐引起的惊恐发作是焦虑症研究的重大进展之一，此外在动物脑内发现苯二氮卓类受体，推测焦虑是由于缺乏苯二氮卓类内源性配体所致。但从生物化学和神经生化方面而言，焦虑障碍与睡眠障碍有密切关系。首先生物化学方面，有研究发现，无论是幼鼠还是成年鼠睡眠时脑内乳酸盐的含量比觉醒时降低15%~36%。另外，在新环境中接受试验的动物，入睡前有明显活动增加，其睡眠时脑内乳酸盐含量增加64%，据此与新环境引起的紧张焦虑有关。对于中枢γ-氨基丁酸的研究发现，动物由于持续强光刺激后出现睡眠时，脑中γ-氨基丁酸水平增加，可以说明γ-氨基丁酸与失眠的发生有关，而γ-氨基丁酸有抗焦虑作用。还有，5-羟色胺是产生睡眠的重要递质，尤其是与NREM睡眠发生有密切关系，而5-羟色胺浓度增加会引起焦虑反应。

（四）临床表现

广泛性焦虑临床比较常见，表现为精神性焦虑和躯体性焦虑两个方面。伴发焦虑症的睡眠障碍基本特征是入睡困难和睡眠持续困难，这是由于对某些生活事件的过度焦虑和期待所致，或与焦虑性梦境导致的频繁醒转有关。患者即使躺在床上，也会感到无法做到"放松""丢掉烦恼"和"停止思考"，无论是清醒还是刚入睡都会受到冥思苦想或焦虑不安经历的影响。在白天，则对于晚上将要出现无法摆脱的失眠而焦虑，这样，焦虑与失眠常互为因果。长期处于这种状态的患者呈慢性焦虑状态。慢性焦虑可出现震颤、肌肉紧张、不安、呼吸急促、口干、出汗、胸闷、头晕、心悸等症状。长期的焦虑必然严重影响睡眠。

焦虑障碍可持续多年，呈慢性状态，与之有关的睡眠障碍也可持续多年。一些患者依赖于镇静催眠药的滥用来帮助睡眠，这些可能又导致新的睡眠障碍，形成恶性循环。

多导睡眠图表现为睡眠潜伏期延长，睡眠效率下降，NREM 睡眠时间缩短，NREM 睡眠第 1、2 期次数增加。这些变化的程度比较轻。总之，主观睡眠描述与客观记录有良好的一致性。焦虑障碍患者的多导睡眠图与心理生理性失眠患者相似，与抑郁症患者比较有相似的睡眠效率，REM 睡眠潜伏期延长、REM 睡眠比例减少，但与重性抑郁症不同的是：一个晚上睡眠剥夺不能改善焦虑障碍患者的焦虑或心境恶劣等症状。焦虑自评量表可以发现评分异常。

（五）诊断与鉴别诊断

1. 诊断标准

诊断至少应包括以下第 1、2、3 条：

（1）有失眠的主诉；

（2）长期存在固定的广泛性焦虑障碍或其他焦虑障碍；

（3）睡眠障碍与焦虑障碍的病程一致；

（4）多导睡眠图有以下改变：睡眠潜伏期延长、睡眠效率降低、觉醒次数和觉醒时间增加；多次小睡潜伏期试验显示睡眠潜伏期正常或缩短；

（5）排除躯体或精神疾病引起的睡眠障碍；

（6）临床上不符合其他类型睡眠障碍（如心理生理性失眠）的诊断标准。

2. 鉴别诊断

（1）睡眠调节性障碍。适应障碍的患者，由于不能调节并适应某一明显的生活变化或应激性生活事件，出现短期主观的烦恼和情绪失调，也可出现睡眠障碍。但是这些患者的睡眠障碍，通常持续时间较短，且与明显的生活变化或应激性生活事件相关。当这些因素改善后，睡眠障碍也随之得到改善。

（2）心理生理性失眠。该病的标志为患者全神贯注于睡眠问题，而对于其他精神或情感性的关注降低到最低程度。由于对失眠的异常关注，影响了患者的睡眠障碍。广泛性焦虑症患者的焦虑是普遍性的，而心理生理性失眠患者焦虑的核心是围绕着失眠问题。

四、痴呆相关性失眠

（一）概念与历史

痴呆相关性失眠是指临床存在认知功能障碍的脑部慢性进展性变性疾病出现的睡眠紊乱。痴呆相关性睡眠障碍常见于 Alzheimer 病、乙醇相关性脑病、血管性痴呆、中毒性脑病、外伤性脑病、Pick 病和正常颅压脑积水等。

（二）流行病学

发病率无确切报道，但是痴呆患者常常主诉失眠。据估计，日落综合征的发生率在痴呆和非痴呆的养老院中占 12%。在未分类的严重痴呆患者中失眠的发生率，65 岁以上患者为 5%，85 岁以上患者为 15%，性别无明显差异。

（三）发病原因和病理生理

痴呆患者出现的睡眠紊乱和日落综合征反映了视交叉上核和其他睡眠维持系统的神经变性，引起神经生物学变化，使睡眠—觉醒周期的调节功能受累，导致睡眠破坏，REM 睡眠和 NREM 睡眠第 3 期百分比下降。认知障碍程度越重，"睡眠—觉醒"周期紊乱越显著。反之，睡眠—觉醒周期紊乱又可加重痴呆患者的认知功能的障碍。研究表明：痴呆患者褪黑素分泌节律紊乱可能是产生睡眠障碍的重要机制之一。正常情况下，褪黑素分泌节律受光照的调控，呈昼夜节律性，夜间褪黑素的分泌在凌晨 2~3 时达到高峰，早晨 7~9 时分泌停止。痴呆患者不仅褪黑素含量下降，而且分泌节律也异常，24 时分泌曲线低平，昼夜节律障碍。痴呆相关性睡眠障碍也与社会活动不足、接受日照减少和增龄等因素有关。

(四）临床表现

痴呆相关性睡眠障碍表现为：入睡困难，晨间早醒，睡眠维持能力明显下降，睡眠中频繁出现觉醒，睡眠呈片段性。由于夜间的睡眠破坏，导致日间瞌睡或过度睡眠。患者睡眠紊乱的特征性表现为日落综合征（或称为日落行为），即傍晚或深夜出现的神志恍惚或意识模糊、漫游、焦急、不安、激惹与好斗，严重者出现谵妄。夜间发作的意识模糊常在REM 睡眠后的觉醒期出现。典型者表现到室外漫游，打开厨房器具开关，偶尔打碎家具设备，不合时宜地喊叫。尽管患者无明显的目的性，但是导致护理管理困难，尤其在试图对其进行拘束时，可能导致暴力性抵抗。睡眠紊乱一般见于痴呆发生后，日落综合征常见于痴呆后期，并可呈间歇性发作。

多导睡眠图常见睡眠结构紊乱，片断化睡眠增多，睡眠效率降低。总睡眠时间缩短，NREM 睡眠第 3 期比例减少，REM 睡眠时间减少，REM 睡眠潜伏期不确定。NREM 睡眠第 II 期成分发生变化，睡眠纺锤波和 K 综合波减少。白天出现过度睡眠，上述表现与痴呆程度呈线性关系。多次小睡潜伏期试验可见睡眠潜伏期缩短。CT 和MRI 检查可见脑萎缩。

(五）诊断与鉴别诊断

1. 诊断标准

诊断至少应包括以下第 2、3 项：

(1）失眠、睡眠过多，夜发性意识模糊的主诉或护理者发现上述行为；

(2）睡眠中经常觉醒，日间睡眠增多，或夜发性意识模糊；

(3）紊乱与痴呆有相关性；

(4）存在以下一项或多项：夜发性神志恍惚并有不合时宜的举动；焦急不安，好斗，意识模糊、失定向或明显谵妄；

(5）多导睡眠图监测出现以下特征：睡眠效率较低，觉醒次数增多和觉醒持续时间延长，多次小睡潜伏期试验证实入睡潜伏期缩短；

（6）可伴有其他躯体或精神疾病但不能解释主要症状；

（7）可与其他类型睡眠障碍并存：如周期性肢体运动障碍，阻塞性睡眠呼吸暂停综合症等，但不能解释主要症状。

2. 鉴别诊断

本病需与睡行症、精神运动性癫痫、REM 睡眠行为紊乱和精神疾病所致的失眠等进行鉴别。痴呆相关性失眠是在痴呆这一背景疾病的基础上发生的，以上这些疾病均不存在痴呆这一背景疾病，因此鉴别诊断并不困难。

五、失眠与精神、心理疾病的关系探讨

由于失眠是以一个症状来命名的所谓"疾病"，跟其他精神与心理疾病一样，都是以人的主观表述来表达的，过去隶属于"精神医学"或心理医学的范畴。但自从脑电技术应用于医学临床以后，人们可以通过脑电来观察人睡眠过程中的各种大脑生理变化。特别是后来的 PSG 监测技术运用于临床，对失眠的诊断无疑具有了客观的依据，而其他精神与心理疾病目前还不能完全用这种客观的标准来进行临床诊断，因此，失眠又是介于精神医学、心理医学与睡眠医学交叉的疾病。同时，从另一个方面来看，睡眠障碍特别是失眠又几乎是其他所有精神与心理疾病的共有症状，失眠本身又可以带来其他精神与心理疾病，所以，失眠与抑郁、焦虑、恐惧、痴呆甚至精神分裂症或其他精神与心理疾病的关系几乎不可分割，也给失眠的某些临床研究带来了困难。

根据我们目前的临床观察，可能所有的精神与心理疾病当中呈现出来的失眠，都未必是这些精神与心理疾病的必然结果，只是伴随这些疾病的一个症状而已。换句话说，由于原发性失眠（主要是心理生理性失眠）作为一个"疾病"单独存在，而且肯定是心理原因引起，我们有理由认为，可能所有的精神与心理疾病（排除器质性病变引起的精神或心理障碍）中所伴发的"失眠"症状，都应该是"心理生理失眠"，只不过是与其他精神与心理疾病相伴而已。所以，即使当其他精神与心理疾病

经过治疗痊愈以后，失眠症状并不一定能够消失。另外，我们的临床实践证明，运用心理治疗的手段，即使在不治疗各种精神与心理疾病的情况下，失眠也可以作为一个独立的疾病进行 TIP 治疗后快速得到调整。当然，不可否认，如果仅仅是目前临床所谓的"原发性失眠症"，TIP 技术治疗的痊愈率很高也很快，而且复发率低。而那些伴随在各种精神与心理疾病当中的失眠症状，即使失眠快速得到控制以后，由于精神与心理疾病未能有效治愈，失眠在一段时间内很容易复发。这只能说明失眠与其他精神与心理疾病密切相关，但并不是必然关系。即使是精神与心理疾病所伴失眠，也有其独立的心理生理机制，应该独立进行诊断，才有利于治疗，不进行独立诊断可能对临床认识和治疗是不利的。我们认为，失眠与各种精神与心理疾病之间可能是共病现象，而未必是伴发现象。

六、对失眠临床分类的再考虑

我们认为，对疾病进行临床分类的主要目的是为了临床诊断和治疗的需要。我国的临床心理学并没有专门针对失眠心理治疗的规范，中医心理学过去也没有。从我们目前的临床研究和评估来看，我们主张分为以下几种，可能更符合临床心理治疗的思维。

1. 按临床表现分类

大量的临床实践证明，失眠的临床表现并不复杂，一般分为以下几种：

（1）睡眠潜入期：入睡时间超过 30 分钟；

（2）睡眠维持：夜间觉醒次数超过 2 次或凌晨早醒；

（3）睡眠质量：多恶梦；

（4）总的睡眠时间少于 6 小时；

（5）日间残留效应：次晨感到头昏，精神不振，嗜睡，乏力等。

从临床心理学和临床观察来看，这些临床表现大多由于事件刺激、认知、人格倾向等方面的原因所致。

2. 按失眠的人格类型倾向分类

人格倾向在过去对失眠的临床研究中虽然有所触及，但研究并不深入。根据我们近年来的临床观察发现，许多失眠包括原发性失眠或继发性失眠，如抑郁伴失眠、焦虑伴失眠、强迫伴失眠、恐惧伴失眠等等，往往都和这些患者的某种或某几种性格倾向密切相关，这才是失眠难治的根本原因。一旦针对这些失眠的性格倾向进行调整以后，失眠的心理治疗已经变得比较容易。我们目前对临床失眠的性格倾向一般可分为以下几种：

(1) 恐惧性失眠。源自于胆怯性人格倾向。比如睡眠时一定要开灯睡觉，或一定要关上窗户睡觉，或者一定要有人在身边才能安然入睡。这最后一点与依恋性人格也非常相似。这样的患者采用 TIP 技术中的意念诱导性脱敏疗法效果较好

(2) 依恋性失眠。源自于依恋性人格倾向。依恋性人格与胆怯性人格有着某种天然的联系，相互影响。常常表现为睡眠时有某种特定的依恋的人、物、环境，等等。如有的人睡眠时对某种床具的依恋，曾有一个专家四十多岁了，无论出差到哪里，一定要带上一个箱子，箱子中一定要带上小时候伴他睡眠的那个枕头；又如一定要有人才能睡着，没有人在身边就难以入睡，说明没有摆脱小时候那种依恋的状态；也有人依恋于某种特定的睡眠环境，如有人就睡不着，或没有人就睡不着，这种表现成千上万，心理治疗者一定要细心地观察才能发现。这样的患者采用 TIP 技术中的意念诱导性脱敏疗法效果较好。

(3) 强迫性失眠。由于强迫性人格倾向导致的失眠，我们称之为"强迫性失眠"。过去很多失眠之所以迁延难愈，主要是跟其强迫性人格倾向有关。临床发现，强迫性失眠的患者非常多见，表现为入睡困难、早醒、多梦，等等。强迫性失眠以定点睡眠（过点睡不着）、定点醒来、做梦格式化（如每天做同一个梦、或者做连续剧式的梦、或者看电视、看书报或做其他事情时容易睡着，一到上床反而睡不着，等等）。我们初

步的研究结果显示，强迫性人格倾向有可能是各种精神疾病和心理疾病的共同人格特点。我们自制了一份强迫性人格量表，对近三百人进行了初步调查，结果显示，精神与心理疾病的患者（目前只做了精神分裂症、强迫症、抑郁症等）跟正常人之间有着显著性区别，也就是说，精神与心理疾病的患者有着明显的强迫人格倾向。进一步的研究工作还在进行中。所以，如果这样，一些抑郁性失眠和焦虑性失眠为什么治疗效果不佳，主要是因为这些抑郁和焦虑患者同时伴有强迫性的人格倾向。对入睡时间、入睡状态的强迫性追求，是导致药物和其他方法在这个方面难以取效的主要原因。如果能够针对这种强迫性的人格倾向进行调整，则往往事半功倍。

（4）焦虑性失眠。焦虑性失眠往往与上述胆怯性人格倾向或依恋性人格倾向相关。在生活或社会某些事件刺激下造成了焦虑性情绪，从而导致失眠。这样的失眠如果事情明了，采用低阻抗意念导入疗法进行治疗，则比较简单。

（5）抑郁性失眠。抑郁性人格是安静的、克制的、隐蔽的以及意气消沉的，常表现出悲观或至少是怀疑的态度。这些人几乎从不谈论自己，周围的人也很难了解到他们的内心世界。抑郁性人格结构可以隐藏在一个表面上沉着冷静或稳重的假面具之后。除了这些抑郁严肃的类型外，也有较多的烦恼性抑郁，他们的悲观具有忿忿不平、挑剔及讽刺挖苦的特点。这样一种人格特点，一旦遇到学习、生活、工作、情感和人际关系等方面的问题时，如果出现偶尔的失眠症状，就常常表现出回避或逃避其他事件事物的特点，只把注意力和关注点转向失眠，回避矛盾和冲突，从而表现为失眠迁延难愈的特点。

（6）复合性人格特点失眠。比较难治的失眠往往源自于这些患者有着某些复合性的多种异常人格倾向，如同时具有胆怯性、依恋性、强迫性、焦虑性等。特别是失眠与焦虑症、抑郁症、强迫症等精神与心理疾病共病时，这样的复合性失眠临床治疗效果更差。有的时候采用TIP技术进行治疗，失眠症状好转，但由于神经症状的治疗还需要时日，所以失眠症状也可能再次发生。

（7）其他人格引起的失眠。我们目前只是对以上问题进行了初步的研究，其他有关失眠的性格问题还在进一步的研究当中。

3. 按焦虑情绪的变化先后分类

各种事件或原因引起的焦虑情绪既是失眠的主要诱发因素，也是失眠加重的重要原因。主要分为两大类：

（1）焦虑性失眠。失眠前的各种生活事件引起的情绪变化往往是引起失眠的始动因素。而一旦失眠以后，这些事件则往往被"隐藏"或"掩盖"。挖掘这些事件并在低阻抗状态下进行析因领悟或认知治疗，往往效果良好。

（2）失眠性焦虑。失眠本身带来的焦虑情绪是加重失眠的另一个重要因素。

第三节　失眠量表评估

可用于睡眠评估的量表种类繁多，根据其主要用途，目前常用的量表大致可分为以下几大类：睡眠质量评估量表、睡眠卫生评估量表以及睡眠相关功能状态评估量表等。本书只在书后附上若干临床上常用的失眠相关量表。

第三章
失眠的心理和行为治疗

第一节　失眠的现代心理治疗研究进展

一、失眠心理治疗的意义

失眠症不管是从病因还是从临床表现都可看到心理因素的作用。多数教科书中对失眠症的治疗原则以非药物治疗为主，药物治疗为辅。其中非药物治疗重要方法之一就是心理生理性的调理，重点是寻找失眠症与心理活动的关系，以达到预防和治疗失眠症的目的。心理治疗失眠的意义有：

1. 建立和养成一个良好的睡眠习惯，使它成为一个良好的条件反射。

2. 心理行为因素常与以下内容有关：失眠与高度紧张或觉醒有关；失眠与控制睡眠的不适当刺激有关；失眠与习惯性因素（习惯获得性因素）有关；失眠与害怕睡眠，担心失眠造成恶性循环有关。心理行为治疗在于消除这些因素。

3. 强化良好睡眠习惯，也就是要做到：

（1）上床 30 分钟不能入睡，就起床做其他事，直至有睡意再入睡。

（2）按时起床，并到光线好、空气新鲜的环境中去。

（3）限制睡眠时间。根据睡眠效率（即入睡时间与记录时间之比），如果一个失眠者每晚睡眠时间为 5 小时，那么允许躺在床上的时间开始每晚 5~5.5 时，当睡眠效率为 80%~90%时，可保持卧床时间不变；当睡眠效率小于 80%时，再减少卧床时间 15~20 分钟；如果睡眠效率大于90%，可将卧床时间增加 15~20 分钟。

（4）白天不要打瞌睡，除了午睡半小时至一小时外，白天其他时间不要睡觉，这样可以固定睡眠觉醒节律，提高睡眠效率。

（5）避免觉醒刺激。夜间各种响声干扰，睡前饮水过多，夜间疼痛刺激等都可导致觉醒。

（6）建立易于入睡的睡眠环境。

二、失眠患者的心理特征

失眠症不单是睡眠生理紊乱，同时还伴有心理紊乱过程。国外研究报道原发性失眠患者存在重度焦虑和抑郁分别为 54%和 31%；国内研究发现原发性失眠患者焦虑症状发生率为 51%~54.7%，抑郁症发生率为42.5%~44.3%。原发性失眠往往伴随情绪的改变，慢性失眠患者常伴有抑郁、焦虑情绪，也是抑郁症、焦虑症的高危人群。患者由于长时间的失眠往往对失眠存在预期性焦虑，而且失眠还会导致日间的情绪波动。孙丽娟报道 78 例老年失眠症患者的总体生活质量及心理健康状况，在SCL-90，SAS，SDS 调查中发现，老年失眠症患者存在普遍的焦虑、抑郁、恐惧、紧张情绪、人际关系敏感，并伴躯体的不适感。王学军采用焦虑自评量表及抑郁自评量表，对 30 例失眠患者进行调查发现，失眠使患者的精力下降，躯体不适感增加，精神紧张，导致患者出现焦虑、抑郁情绪，这些情绪障碍反过来又能影响睡眠，由此形成恶性循环。潘集阳等认为失眠患者不但有严重的焦虑紧张，而且抑郁水平明显高于睡眠正常者。由上可知，原发性失眠症患者不仅睡眠状况变差，而且常伴发情绪状态改变，两者常同时出现，互相影响。尽管其相互之间的因果关系尚待进一步研究，然而由于其相互影响的"环状"关系，临床可从心理或药物途径入手，切断情绪障碍或者改善失眠的症状，从而阻断这个恶性的循环。

三、失眠症患者的"认知—行为"特征

失眠患者常常具有以下几种"认知—行为"特征。

1.应激性生活事件；

2.人格特征。如抑郁、癔症、躯体化、人际关系敏感、情绪不稳定等；

3.认知特征。失眠症患者往往缺乏睡眠感觉，对入睡时间估计过长，对睡眠时间又估计过短，不良的自我暗示是导致失眠的重要原因；

4.睡前的状态性焦虑。"认知—行为"疗法把考察和治疗的重点放在人的内在的认知结构上，并把它看作是制约、调整、改变人们行为的关键。钱建军等探讨了失眠症患者的认知心理特点和认知治疗效果，测评93例失眠症患者的睡眠个人信念和态度，发现失眠症患者存在着大量与睡眠有关的错误认知。如部分失眠症患者从童年的生活经历中可以找到与睡眠有关的负性事件，有的患者承认在小时候看到过周围人因为严重失眠而引起体质虚弱、生病，甚至精神错乱。这些所见所闻，使个体建立起特殊的与睡眠有关的认知心理模式，导致个体今后在特定事件作用下（如偶然的睡眠不好）会倾向于先入为主的、消极的方式去评价或解释事件的性质，从而构成失眠的易感倾向。

四、 失眠症心理治疗现状

失眠患者常伴有抑郁、焦虑情绪，也是抑郁症、焦虑症的高危人群。患者不仅有睡眠量的减少，同时也伴有严重的睡眠评估障碍，即对失眠有着过分估计的倾向，严重影响睡眠质量。治疗不当又可导致"失眠→紧张或焦虑→服药→心理依赖→药物依赖→失眠"的恶性循环，最终影响患者生活质量。药物治疗也不可能改变患者对睡眠的错误观念和态度，有学者认为，安眠药物与"认知—行为"结合治疗的远期效果还不如单纯认知行为疗法好，说明心理治疗在失眠治疗中的重要性。目前，国外

应用较多、公认较为有效且持久的非药物疗法是"认知—行为"疗法（CBT）。Spielman 采用刺激控制的心理疗法，Morin 采用睡眠限制、睡眠认知矫正、矛盾意向法，Schoicket 采用放松等方法治疗原发性失眠症均取得很好的疗效。

1. "认知—行为"疗法

"认知—行为"疗法主要包括认知治疗（*睡眠卫生教育，纠正不正确的睡眠观念*）、行为干预治疗（*包括睡眠限制疗法、刺激控制疗法和放松训练*）。目前采用较多的是将认知疗法和行为疗法相结合，称为"认知—行为"疗法（CBT）。这种方法被证明与药物治疗同样有效，且在治疗后仍能维持疗效。吴任纲等用认知行为疗法在改善慢性失眠症上取得良好疗效，大量的临床对照研究证实了 CBT 的有效性和持久性，治疗前后主、客观睡眠指标均有显著改善。Sivertsen 等研究发现CBT 治疗与服用佐匹克隆相比，能够更好地提高 PSG 中睡眠效率，并且与佐匹克隆或者安慰剂相比能够增加慢波睡眠，减少睡眠觉醒次数。而佐匹克隆效果和安慰剂相比，未见显著差异，并且佐匹克隆会减少失眠症患者的慢波睡眠。Morin 等随机选取平均年龄 65 岁患有慢性原发性失眠的老年人 78 名，以安慰剂作为临床实验控制组。用"认知—行为"治疗分别与羟基安定和安慰剂组对比观察疗效。减少睡眠开始后醒来的次数"认知—行为"治疗（55%）较羟基安定（46.5%）显著（P<0.01）。"认知—行为"治疗改善睡眠质量是有效而稳定的。对比分析药物和行为治疗结果显示，有比较近似的短期疗效。还有研究发现"认知—行为"治疗具有长期的疗效。Morin 等对 76 例长期使用苯二氮类药物的老年慢性失眠患者进行随机分组对照研究，"认知—行为"疗法能改善睡眠主观感觉并增加第3、4 期睡眠及 REM 睡眠时间，一种有结构的睡眠限制干预，可以使长期使用安眠药物的慢性失眠患者减少或停止使用安眠药，加用"认知—行为"疗法可以减轻失眠痛苦，但是只有在停用苯二氮卓类药物数月后才能取得显著的效果。该研究亦提示单纯的"认知—行为"疗法不能很快奏效，但长期坚持治疗能改善睡眠指标，在 8 周后显示出比联用安眠药

组效果好。英国的 Montgomery 在 2004 年对原发性失眠症患者的随机对照研究中，从睡眠的质量、持续时间及效率这三个方面系统地对光疗、身体锻炼和 CBT 做了试验比较，结果显示，CBT 对失眠症有不错的效果，它能很好地维持睡眠状态，而光疗和身体锻炼的作用却很有限。但国内 CBT 应用过程不正规，总体学术研究水平较低，不同治疗者技术存在差异，患者对治疗技术的可接受程度较低，尚不适合中国失眠患者。

2. 放松疗法

放松疗法是按照一定的练习程序，学习有意识地控制或调节自身心理、生理活动的一种治疗方法，以达到降低机体唤醒水平，调整那些因紧张刺激而紊乱的功能。高唤醒水平无论是在白天，或者夜晚都对睡眠形成干扰。放松疗法通过身心放松，首先是全身肌肉的放松，来促进自主神经活动朝着有利于睡眠的方向转化，亦促使警觉水平下降，从而诱使睡眠的发生。常用的松弛疗法有进行性松弛训练、自主控制训练、沉思训练、生物反馈治疗等。Salin 发现通过渐进性放松训练或其他办法降低患者上床后的焦虑水平，可以提高患者对入睡潜伏期和总睡眠时间的估计准确性，并使患者感到睡眠得到明显改善，尽管夜间 EEG 记录的总睡眠时间并无明显改善。另有研究表明，患者经过较长时间反复的心理生理放松训练，可以使其有意识的放松发展成为自动性的放松，形成放松的习得行为，达到稳定情绪，促进睡眠的效果，从而提高了神经症伴失眠症状患者的治疗效果。

3. 森田疗法

森田疗法是森田正马于 1919 年创立的，对神经症疗效的显著性已得到大家的认同，对失眠症的应用我国早已开展，并取得了显著效果，它通过让患者接受症状，顺其自然，减少内心的冲突，减轻患者入睡前的过度紧张和焦虑从而达到治疗目的。森田疗法的核心是"顺其自然，为所当为"。闫金杰等将 91 例慢性原发性失眠症患者分成 3 组：A 组，单纯药物治疗；B 组，单纯改良森田治疗；C 组，为安眠药物合并改良森田疗法治疗，疗程 12 周。于治疗前后分别用匹兹堡睡眠质量指数（PSQI）、焦虑自评量表（SAS）、抑郁自评量表（SDS）评定疗效，半年后再随访，结果发现安眠药物治疗失眠起效快，短期效果好；森田疗法不但可以改善患者睡眠质量，而且还能改善与失眠相关的心理状态，远期疗效较好且优于联合组。

4. 催眠疗法

贺弋、冯占武观察了催眠心理疗法治疗失眠症的临床疗效，将90例失眠症随机分为治疗组、对照组和安慰剂组。治疗组用催眠心理疗法治疗，对照组用苯二氮卓类药物舒乐安定治疗，安慰剂组用安慰剂胶囊治疗。治疗组、对照组和安慰剂组分别于治疗前和治疗后3天、1周、2周、3周采用匹兹堡睡眠质量指数（PSQI）量表为指标评定临床疗效。本研究表明催眠心理疗法的短期（3天）和中期（1~3周）治疗效果与舒乐安定短期和中期治疗效果相似，与安慰剂短期大体相似但优于安慰剂中期治疗效果，舒乐安定短期和中期治疗效果优于安慰剂短期和中期，舒乐安定中期治疗效果基本无变化，安慰剂短期有治疗效果，中期治疗效果基本无变化。该研究从PSQI表明，催眠心理疗法治疗失眠症，可使患者入睡时间明显缩短，睡眠持续时间明显延长，睡眠效率提高，觉醒后日间功能改善的人数明显增加。文中指出催眠心理疗法使人进入催眠状态，再通过心理正性意念暗示来消除焦虑、紧张、恐惧等负性意念和各种刺激调节、改善大脑皮层（意识中枢）、下丘脑和大脑边缘系统（潜意识中枢和植物神经中枢）的兴奋性，影响植物神经和植物神经控制的心身状态，使其达到兴奋和抑制、意识和潜意识的平衡。

5. 暗示疗法

暗示疗法是一种对身心健康有正面作用的心理治疗方法，治疗者采用语言、动作，也可以结合其他治疗方法，如药物、针刺等，使被治疗者在不知不觉中受到积极暗示的影响，从而不加主观意志的接受治疗者的某种观点、信念、态度或指令，解除心理上的压力和负担，实现消除疾病症状或加强某种治疗效果的目的。王晶晶将56例患者分为干预组28例和对照组28例，干预组护士进行常规治疗加暗示疗法，对照组进行常规治疗，比较两组干预后的临床效果。观察指标包括情绪、睡眠、体力恢复情况。结果提示干预组恢复情况明显好于对照组（P<0.05），证明暗示疗法对促进严重失眠患者的康复有较好的效果。

此外，合理情绪疗法、内观认知疗法、生物反馈疗法、积极心理疗法也经常用于失眠症的治疗。

五、TIP睡眠调控技术治疗失眠的研究进展

低阻抗意念导入疗法——TIP技术，是建立在低阻抗学说和意念导入学说的基础上，把中国的导引、气功疗法与西方的暗示、催眠疗法进行某种结合。通过言语和行为的诱导，使被治疗者进入某种从清醒到睡眠这个过程的中间状态，将治疗者根据某种治疗需要构成的由言语和行为信息组成的某种"思想、理念、观念"（包括古今中外各种心理治疗方法和技术）导入给被治疗者，使被治疗者在接受这种"思想、理念、观念"的信息之后，形成自我大脑中的某种符合治疗需要的"境像"，再影响、覆盖、替代被治疗者过去的"思想、理念、观念"，最终影响到被治疗者的记忆和内隐认知，并达到某种心理治疗与心理康复作用的治疗方法。低阻抗意念导入疗法由一系列"意念导入"的具体技术（TIP技术）所组成，构成了一个针对心理疾病治疗的比较完整的技术体系。

在这个体系形成过程中，我们先后在《国际中医药杂志》上发表了若干篇介绍有关治疗方法和技术的文章，都说明在某种特殊的意识状态下（也可以认为是从清醒到睡眠之间的过度带）进行"意念导入性心理治疗"的方法体系日趋成熟。笔者也将此技术应用于失眠症、神经症、心身疾病及抑郁症等精神与心理疾患，收到了较好的临床疗效。

TIP技术体系包括基础治疗技术、核心治疗技术以及对症治疗技术。这三个技术范畴分别又包括各自具体的技术，目前具有一套相对规范的操作流程：首先运用气功诱导、放松技术、催眠疗法或听舒缓音乐营造一种"特殊的低阻抗状态"，在这种状态下，根据患者具体情况进行意念导入，这也是TIP技术的核心理念。治疗时，治疗师需要按照TIP技术操

作规范与流程来制定发病线路图及治疗线路图，从而决定采用 TIP 技术体系中的何种具体技术来对患者进行治疗。

　　低阻抗状态下的睡眠调控技术是 TIP 技术中的对症治疗技术之一，是一种专门针对睡眠障碍治疗的操作技术，比较适用于一般的心理生理性失眠症，具体操作分为四个方面：1.睡眠环境适应技术；2.情绪—睡眠剥离技术；3.睡眠信心增强技术；4.睡眠认知信息导入技术；5.睡眠再体验技术，该技术具有针对性强、治疗快速、疗效可靠、依从性好、治疗彻底、规范易学等优点。笔者曾对低阻抗意念导入疗法治疗抑郁症伴失眠的心理生理机制作了初步的探索，采用低阻抗状态睡眠调控技术对抑郁症伴失眠患者进行为期6个月的干预，并进行匹兹堡睡眠质量指数量表、多导睡眠图监测，对主观与客观的睡眠质量进行评价，研究低阻抗状态睡眠调控技术对抑郁症伴失眠患者的作用，治疗 6 个月后，患者的匹兹堡睡眠质量指数量表评分、多导睡眠监测结果均显示睡眠质量改善.结果显示：TIP 睡眠调控技术对 PSQI 中睡眠质量、入睡时间、睡眠时间、睡眠效率、睡眠障碍、日间功能等方面均有显著改善，即经过治疗的患者自觉睡眠状况好转明显，白天精神状态有改善。对 PSG 中睡眠效率、觉醒次数、1 期睡眠百分比、3 期睡眠百分比、REM 睡眠百分比均有明显变化（P<0.05），但分析结果未能发现 TIP 睡眠调控技术对入睡潜伏期的缩短作用，证实低阻抗状态睡眠调控技术可提高抑郁症伴失眠患者的睡眠质量。

　　经过两年多的理论与临床研究，TIP 技术治疗失眠的临床规范日趋成熟，形成了低阻抗意念导入疗法——TIP 技术中专门针对失眠问题治疗的"低阻抗意念导入性睡眠调控技术"临床技术规范，其中包括 TIP 睡眠调控技术治疗信息模块设计规范、TIP 睡眠调控技术治疗失眠的临床操作流程，至此，这种治疗失眠的特异性技术规范初步形成。

第二节　支持性心理治疗

支持性心理治疗是心理治疗中的一种，通过治疗者的解释、保证、鼓励、指导和促进等方法来消除患者的悲观、自卑、失望、担心、焦虑、恐惧等心理障碍，使患者树立自尊、自信、自强、自立的信念，从而改善睡眠。

一、支持心理治疗的原则

1. 建立良好的医患关系，尤其是医生应认真倾听患者的叙述，同情患者失眠的痛苦，并逐步向其灌输睡眠知识，解除患者对失眠的各种疑虑，消除对失眠危害的过度担心，从而使患者有信心、有勇气配合医生治疗失眠。

2. 仔细的体格检查和相关的辅助检查，这样医生可全面分析，并有利于向患者作解释。

3. 医患之间的交谈应是和蔼可亲的，医生必须以鼓励、安慰的方法来调动患者治疗的积极性。

4. 医生向患者提出的治疗意见应在询问病史、体格检查和辅助检查报告出来后制定，过早提出会使患者对医生产生不信任。

二、支持心理治疗的注意事项

1. 根据不同的患者有的放矢地开展治疗，不能千篇一律地对待。

2. 若有可能向患者亲属了解一些患者本人的情况，但最好不让患者耳闻目睹，避开患者为好，更不要把亲属提供的信息过早地带入与患者的交谈中。

3. 宜与患者单独交谈，不让他人在旁，消除患者的顾虑，使他尽量全面地倾吐其病因。

4. 患者在诉说时，医生应专心致志地听，不做笔记，不录音、录像，可适当引导患者围绕就诊主题谈话。

5. 每次谈话检查结束后，医生应详细做病历记录。

6. 治疗环境要注意调色、安静、整洁，要有利于稳定患者的情绪。

三、支持性心理治疗方法步骤

1. 让失眠者单独与治疗者一起进入治疗室，保持正常距离坐下，正面交谈。

2. 倾听完患者的诉说、体检以及必要的辅助检查后，应综合分析，制订措施，实施针对性治疗。其方法应以解释、鼓励、指导、宣传、保证为主，以消除患者对失眠的恐惧和对失眠治疗方法的失望。

3. 治疗时间一般不要超过 1 小时。

4. 交代就诊后应注意的问题和失眠防治的一些知识。

第三节　传统心理疗法

一、传统心理疗法的种类

1. 语言开导法
用语言开导患者，解除其思想上不良认知，诱导和促进患者睡眠。

2. 移情变气法
该疗法主要是通过语言、行为、舞蹈等形式来促进睡眠。

3. 默坐澄心法
通过静坐来平扰心境，促进睡眠。

4. 情志相胜法
用中医的悲胜怒、怒胜思、思胜恐、恐胜喜、喜胜怒的情志相胜来促进睡眠。

5. 激情刺激法

通过激情引起的生理性和病理性突变来治疗失眠。本法使用有一定难度。

6. 抑情顺理法

明白情志致病，从而预防、避免引起失眠的情感因素。

7. 释疑解惑法

循因解释困惑、误解等心理因素，从而如释重负地得到睡眠，并达到治疗效果。

8. 顺情从欲法

顺从患者某些合理要求，使其有满足感而消除因心情不顺引起的失眠。

二、睡眠好坏不以睡眠时间为金标准

失眠患者往往对睡眠认知有偏差，常以每天睡 8 个小时作为睡眠好坏的标准，因此，即使睡眠不足 8 小时，但第二天仍精力充沛，思维和行为敏捷，也认为没睡好。应让患者知道，睡眠好坏不是以睡眠时间多少为唯一标准，8 小时的概念只是人类睡眠的平均数，对个体来说并不是金标准，虽然睡眠时间减少，只要第二天精神、体力均好，就不是失眠。失眠患者常常对失眠本身感到恐惧，过分关注不良后果，每当临近睡觉时就感到紧张、恐惧，担心睡不着。而失眠又反过来"证实"其担心的正确性，这种不断的暗示，使患者陷入失眠、情绪反应和认知唤醒的恶性循环，失眠便成为患者生活的中心问题。

第四节　认知行为疗法

一、认知行为疗法治疗失眠的意义

认知行为疗法由认知疗法和行为疗法组成。认知疗法是根据认知过程影响情感和行为的理论假设，通过认知和行为技术来改变患者不良认知的一种治疗方法的总称。所谓不良认知就是指歪曲的、不健康的、不合理的、错误的、消极的、过激的观念和思想，而导致情绪障碍和非适应行为。治疗的目的在于矫正这些不合理认知，从而使情感和行为得到相应改变，使正确、的合理的"认知—情感—行为"三者和谐、协调、一致。对于失眠者来说即纠正其对失眠的一些错误认识，正确对待失眠，又达到改善失眠者的不良情绪，从而使失眠好转。行为治疗的理论基础是巴甫洛夫的条件反射原理，故又称为条件反射治疗，即通过一系列的行为训练来改善睡眠。

目前，大量证据表明认知行为疗法对失眠症有效。认知行为疗法也是应用最为广泛的一种治疗失眠的非药物疗法。

二、认知行为疗法的概念框架

失眠的认知行为疗法的主导治疗观点和原则是行为治疗。Spielman 最早提出的失眠的行为模式是目前关于慢性失眠最明确的而且被广泛引用的病因学理论。行为模式的要点是三因素的"素质—应激"理论，即急性失眠的发生与易感因素、诱发因素和维持因素相关。

易感因素囊括了所有的生物、心理和社会因素。生物学因素包括高度觉醒/高度反应和（或）先天性睡眠生成系统功能低下。心理因素包括忧虑或过度思考的倾向。社会因素包括患者与睡眠时间表不同步或由于社会工作压力导致的不良睡眠时间表等。诱发因素是突然出现的事件，与失眠者本身的因素相互作用，导致短暂性睡眠起始和（或）维持问题，也包括生物、心理和社会因素。生物因素常见躯体疾病和损伤。心理因素常见急性应激反应和（或）精神疾病。社会因素指失眠者周围社会环境的改变，使其原来的睡眠规律突然改变或中断(如夜间照顾婴儿)。维持因素指个体为了应付短暂性失眠而采用的各种不良应对策略，主要集中于以下两点：在床时间过多和在卧室中与睡眠无关的行为增多。

"素质—应激"理论的优势是它具有明确的治疗指导意义。例如，如果慢性失眠的产生与维持因素有关，治疗的重点就是消除这些使疾病持续的不良适应性行为。

三、认知行为疗法的一线干预措施

1. 睡眠限制疗法

主要用于慢性心理、生理性失眠。通过缩短卧床时间（但不少于5小时），使患者对睡眠的渴望增加，白天不能小睡或午睡，使其在晚上容易入睡，从而减少失眠者花在床上的非睡眠时间，提高睡眠效率 ［（睡眠效率＝实际总睡眠时间÷睡在床上的时间×100%），正常值为95%左右］。当睡眠效率提高至90%以上，则允许每天增加15分钟卧床时间；当睡眠效率低于80%，应减少15分钟卧床时间；睡眠效率在80%~90%之间，则保持卧床时间不变。

2. 失眠刺激控制疗法

具体内容有：

（1）只在出现睡意时再上床。

（2）不要在床上做睡眠以外的事，如阅读、看电视、吃东西或想烦心的事情。以上两条原则的目的在于加强床与迅速入睡之间的联系。

（3）如果卧床20分钟仍不能入睡，就起床做些平静的活动，直到产生睡意时再回到卧室睡觉。

（4）如果在短期内仍然不能入睡，请重复第三点，必要时在夜间不厌其烦地重复。如果在半夜醒来而且不能在10分钟内入睡，也可以用这种方法。

（5）每天早晨把闹钟调到同一时间，它一响就起床，不要考虑晚上睡了多少时间或白天将会有多累。

（6）白天不要打瞌睡或午睡。第五点和第六点有助于逐步确立稳定的自然睡眠节律。应让患者有心理准备，在第一周时睡眠可能会变得更糟，但要坚持，最终是能够逐步建立正常睡眠觉醒节律。

3. 睡眠卫生教育

对于入睡及睡眠维持困难者建议在进行睡眠限制治疗和刺激控制治疗的同时进行睡眠卫生教育。主要包括为患者提供手册，和他们一起学习条目和原理，可参考相关睡眠卫生教育指南进行。

四、认知行为疗法的二线干预措施

1. 认知治疗

包括说教重点、矛盾论的理念、分散注意力、意象以及认知重建等方法。尽管治疗的方法不同，但都是立足于经观察发现失眠者对自身状况和预后有着大量负性的想法和信念之上。帮助他们去挑战这些信念，有助于减轻失眠带来的焦虑。

2. 放松训练

本法可用于暂时性失眠或慢性失眠症，通过放松精神和肌肉来诱发入睡。因此，需要首先学会肌肉放松术，可通过握拳和松拳来体验放松术的感觉。

一般放松部位顺序是先上后下，再先左后右，同时需先里后外、先慢后快，使全身肌肉放松。在放松过程中可默念"需要休息了""完全放松了""紧张消除了"等，这样有易于放松和入睡。特别严重的失眠症可同时服用适量镇静安眠药，达到目的后逐渐减量。

3. 睡眠压缩

这一治疗形式与睡眠限制治疗非常相似。与睡眠限制疗法相同的是，这一治疗在数周内递进地改变在床时间。与睡眠限制不同的是，这一减少不是立刻的，而是在预先制定的时间内进行的。这一递进减少的值是总睡眠时间与在床时间之差除以五。因此，经过 5 周时间，失眠者的睡眠被限制而达到既定的在床时间。

4. 光照治疗

光照治疗主要用于睡眠节律失调性睡眠障碍患者，如睡眠时相延迟综合征，倒班引起的睡眠障碍及有时差问题者，也可以治疗年龄相关性睡眠障碍。

5. 生物反馈治疗

生物反馈疗法有两种：一种是肌电图生物反馈；一种是为感觉运动皮质反馈。前者对有焦虑的入睡困难型失眠疗效较好，后者对无焦虑的易醒型失眠疗效较好。

第六节　森田疗法

日本的森田正马（1874—1938 年）于 20 世纪 20 年代将隔离疗法、作业疗法、说理疗法、生活疗法择优组合而创立的一种整合性的心理疗法，即人们所称的森田疗法。此疗法在后人的修改下得到不断完善，在神经症、抑郁症、精神分裂症、心因性疾病和失眠等疾病治疗中均获得显著效果。

森田疗法的实质是心身自然疗法，亦即对失眠听之任之或既来之则安之。森田疗法采用住院方式分四期实施。

1. 静卧期

即一个人卧于单人病房内，不让其看书、读报、会客、谈话、吸烟、饮酒等，除进食和大小便外一直安静地躺着，使患者心身疲劳得以休息、调整。此期一般先为 4 天，若疗效不明显可延长至 1 周，再无效可延长至 10~15天，直至患者摆脱了痛苦，开始想参加活动的第二天转入第二个治疗期。

2. 轻工作期

此期除卧床时间限制在 7~8 小时外，白天必须到室外接触空气和阳光，晚上写日记，余同静卧期。此期一般 4~7 天，第二天开始早晚让其朗读，连续不断地干一些轻活，直至有望做一些较重的劳动时转入第三期治疗。

3. 重工作期

根据患者身体情况随意选择各种重体力劳动和各种体育活动，并结合看书读报，使其培养对工作的持久耐心、自信、勇气和对工作的兴趣，睡眠基本改善。此期一般为 1~2 周。

4. 生活实践期

此期除不允许会见家属、亲友，不接电话外，其他活动是为回到实际生活做准备。

总共四期约 6 周左右，睡眠基本正常。森田疗法除住院外，还有门诊、通信、集会等形式。

第四章
失眠的催眠心理治疗

第一节　西方催眠术与中国本土催眠术的异同

一、自我催眠与中医气功自我锻炼

说起中国本土催眠心理技术，就不得不先介绍自我催眠与中医气功自我锻炼。自我催眠，是相对于催眠（波动）而言的，是一种以自我暗示为核心手段，使意识进入催眠状态的一种自我心理训练方法。主要要求精神或观念上的高度凝注和集中，几乎没有对调节肢体和呼吸的要求，即使有的自我催眠方法要求呼吸深长，那也是为了加速精神的凝注，使大脑皮层迅速而广泛抑制，以求进入催眠状态。可见，自我催眠主要是通过心理对生理、形态的单向调节来达到心理训练和防病治病目的。而中医气功自我锻炼，则包含了心理、生理和形态三个方面的互相调节，是一种全面调节和整体调节，也是一种复杂的多向调节。自我催眠仅仅同中医气功的意念锻炼这一个环节类似。无论是"动功"还是"静功"，都有"意念"参与，也包含了一定的自我催眠内容，但无论何类功法，除"意念导引"外，又与自我催眠的原理不尽相同，方法上更是大相径庭。可以认为，中医气功自我锻炼包含了自我催眠的内容和手段，而自我催眠则难以概括中医气功自我锻炼的全部原理。特别是中医气功锻炼主张形神兼养、动静结合、辩证施功、因人而异，与各种养生知识、道德品质修养等内容相结合，形成了人类自我保健史上比较系统而完备的理论和方法，这是自我催眠无法相比的。从逻辑学角度来分析，中医气功的自我锻炼是属概念，自我催眠是种概念。而以中医气功学与催眠心理学比较，则是在"自我催眠"这一点上有交叉关系，或者说部分重合关系的两个概念。因此，我们不能用自我催眠来定义中医气功。认识到这一点，对于分析中医气功与中国本土暗示催眠术的关系是十分重要的。

下面两个图即表现了中医气功与自我催眠的作用原理，也可以看出它们之间的区别。

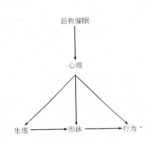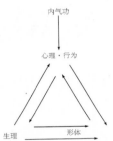

图 4　自我催眠与人体心理、生理、形体、行为四方关系示意图

图 5　内气功与人体心理、行为、生理、形体的四方关系示意图

二、本土的暗示催眠术

作为一种治疗形式，本土的暗示催眠术早就载于古籍，名为"布气"，意思是一个人可以将自己身体当中的精气（相当于某种物质和能量）放射到他人身上去，从而达到某种治疗效果。这实质上是带有中国传统文化色彩的本土暗示催眠治疗方法。

刘天君教授曾在其主编的《中医气功学》中这样表述：按中医理论，气功外气是内气的外放。由于内气被认为是构成和维持人体生命活动的基本物质，外气的性质应与内气相同。从现代科学的角度看，气功外气在理论上曾被比拟为物理学中的"场"，而在实验研究中则被作为实验假设。这一实验假设可以表述为：气功外气是由气功训练有素者发出，受发气者意识调控，在理化、生物效应的性质和（或）强度上不同于人体自然状态影响的非接触性作用因素。由此可见，无论是中医理论还是现代科学观点，气功外气均不包含心理因素，故其所产生的效应也应该是非心理的。

在同一教材中，刘天君教授也同样认为：《内经》中以"气"这个共同的物质基础，来说明人体生理活动、精神意识、病理变化、临床诊断、针药治疗等，从而说明了气是人体生命的总根源。《内经》中以气即精气为总纲，根据其分布部位、作用的不同，命名了80多种气，广泛深入地论述了这些气在人体中的重要作用。这个气学理论，不但是中医基础理论的重要组成部分，也是研究气功理论的主导思想之一。显然，这里的"气"，只是一种理论，一种学说，而并没有完全物质化、具体化。

上述关于中医"气"和气功外气的表述，核心问题是在关于中医理论中"内气"含义的理解上出现了歧义。中医把古代哲学中的"气学理论"引进中医理论中是用来解释人体生理活动、精神意识、病理变化、临床诊断、针药治疗等现象，从而说明气是人体生命的总根源。这显然是一种医学哲学意义上概念，并不完全是一种物质意义上的概念。它既是抽象的，又是具体的，而首先是抽象的，其次是具体的。那什么时候是抽象的？什么时候又是具体的？《内经》以及后世的中医理论并没有给出明确的界定。这就是"气""内气""外气"概念一步一步产生歧义与混淆的根源。

实际上，中医气功所谓的"气"，与18世纪法国的麦斯麦尔术和动物磁气说极为相似，都是带有中国传统色彩的，用中医"元气论"作为依据的古代暗示催眠疗法，然而，这种学说的诞生要比动物磁气说早得多。

到20世纪70年代末期，中国部分不具备心理知识和暗示催眠知识的物理工作者在研究"外气功"这种治疗形式时发现，催眠师在治疗时收到了"微粒流信号"，他们的连续研究又"证实"气功外气中存在着静电信息、磁信息、微粒流信息、生物力信息、次声信息等物理特性，最后得出了"外气"具有物质基础的结论。然而，更多的研究结果则推翻了上述结论，认为生物体表具有一定的生物物理特性，如微弱的声、光、电、磁等变化，催眠师通过气功锻炼，其变化可能大于正常人，特别是意念高度内守于某一点急需反复的、长期的内向性刺激（即心理对生理的反作用），可以引起这个部位的声、光、电、磁等生物物理特性变化增强。研究进一步证明，这种变化是很微弱的、有限的，不会引起质的变化。到目前为止，还没有任何一次严格的实验可以充分证明一个人的上述变化可以远距离地影响他人，即使是近距离，给予对方的感觉也是有限的。更无资料可以证明它可以引起对方巨大的生理变化。外气的临床作用，恰恰可以由对古代中医"元气论"的信仰、对外气的貌似科学的物理测试的信仰以及暗示所引起。

把哲学意义上的"气"，仅仅作为物质的意义来理解，根据暗示的特性不难理解，"外气"实际上已经属于暗示的内容了。由此可见，外气功的本质是心理作用，是中国传统文化元气论、科学信仰和暗示的综合作用所致，是心理学的重要研究内容之一。

三、一种纯粹本土的"暗示催眠术"

催眠师在进行催眠疗法时，要使用言语暗示的方法，或者在使用催眠器具和运用某些动作的时候，配合言语暗示，以加强暗示效果。然而，在使用中国本土催眠治疗时，虽然也使用言语进行暗示，可与西方催眠术相比，则少之又少。尤其催眠师在进行催眠的时候，必须使被催眠者进入某种状态才能达到某种效果。人们往往把催眠状态分为浅、中、深三个阶段，由于催眠状态的深度不同，暗示方法和治疗效果各异。而本土催眠疗法中则很少考虑这个问题，其所采用的暗示方法以动作居多。我们认为，各种各样的暗示动作与行为学（非言语行为）有着很深的关系。中国本土催眠疗法与西方催眠术相比较所不同的是不太使用言语，各种行为暗示中带着传统文化的暗示与某种"中医学"的暗示。

如果说，本土催眠师在治疗中的动作，是通过患者的视觉来发挥作用的话，那么，在患者闭起双眼的时候，又是如何发挥心理治疗作用的呢？其实声音也是治疗中重要的行为诱导方法之一。

1.特殊发音

中国本土催眠治疗中，也常常是用言语诱导方法，但言语的内容少而单纯，与西方催眠术相比，更加重视言语诱导的特殊声音。例如，"放松"一词，一般状况下发音是"fang···song"，但催眠师在发放"外气"时，常常用缓慢、细长、轻柔的声调，念成"fang···song······"。而且，还要根据疾病的性质、虚实、寒热、体质等具体情况，其发音的长度、柔和度与轻重缓急均有所不同。虽然迄今为止还没有人对此做严格的试验研究予以证明，但临床经验表明，不同的发音，会产生不同的临床效果。

2.特殊声音与特殊气氛

本土催眠师在进行暗示催眠时，通常，只要用言语就能达到催眠效果，因此，从催眠开始到催眠结束，催眠师本人不需要大的活动，为了保持某种神密和安静的气氛，一般都是立在或者坐在被催眠者的一侧，除言语声音外，不需要也不会产生其他声音。而本土催眠师在进行"能量"治疗时，虽然也要保持某种发放、某种"能量"的神密气氛，但气氛则比较活跃。催眠师需要一定的活动，需要从不同的方向、不同的角度、不同的部位向患者的不同部位发放某种"能量"，患者也容易把催眠师的这种移动理解为是从不同的方向、不同的角度、不同的部位向自己发放某种"能量"，从而使患者更加具备接受这种行为的动机。同时，本土催眠师在治疗中的各种动作，会不断从手部、肘部和肩部的关节，从走动的脚步、身体与衣服的摩擦，从催眠师在治疗时自己对呼吸的调节等等，都能发出各种声音，以起到加强暗示的作用。患者正是在无意识中接受了这种行为暗示而进行了特殊的"气功态"或催眠状态。

3.催眠音乐

催眠师在进行治疗时，常常会借助催眠音乐。西方催眠音乐显得轻松、明朗而又无神密感，患者在被诱导时不会产生接受某种外来物质的愿望与动机。而中国本土催眠音乐则往往取材于古典音乐或宗教音乐，音调单纯但富有神密感。患者在这神秘的音乐气氛中，等待着来自催眠师的某种物质，即"气"或能量，最终无意识地被神秘的本土催眠音乐所诱导并进入催眠状态。

四、其他方面

1.微风效应

本土催眠师在进行治疗时，常常用手在患者的面部、颈部和头部近皮肤处进行扇风动作。如此，患者便容易将催眠师扇动时引起的微风当做"气"，从而加强了暗示作用。

2.特殊表情

西方催眠治疗和本土催眠治疗还有一个不同点，就是在实施催眠前，或实施过程中，催眠师要和患者尽可能实现心灵的沟通，创造一种亲善的气氛；而本土暗示催眠时，却不必做到这一点。相反，往往显示出严肃的目光和表情。这样，患者才能更容易产生"气感"和治疗效果。

3.按摩

据说有催眠师或者按摩师在进行指压或按摩时，可以发放"外气"进行治疗。实际上，这也是通过指压或按摩，辅以音乐、言语或其他形式的行为暗示和心理暗示，从而诱导患者进入催眠状态。

第二节　催眠与睡眠

一、催眠与睡眠的关系

目前，无论是在民间还是在医学界，可能大多数人都会认为，催眠就是使人睡眠的技术，甚至认为催眠只能引起人的睡眠。我在临床上，常常为此要给很多人做出解释，不仅要给患者解释，也常常要给医生做解释，还要给其他很多想了解的人解释。这只能说明，国民对"催眠心理学"了解太少。从某个方面也可认为，对睡眠也了解不多。实际上，催眠不是睡眠，催眠也不仅仅是引起睡眠，催眠心理研究工作者也不只是为了睡眠而研究催眠。当然，催眠可以引起睡眠，睡眠也当然需要催眠，特别是对于失眠者，更需要催眠，催眠对睡眠而言，是一种必备、有效的技术。几乎每一个人的睡眠，都是一个自然的和不自觉的催眠过程。而对每一位失眠者而言，每一次从失眠到睡眠的过程，都可以认为是经历了一次自觉的催眠过程。任何生理睡眠的过程中都不可避免地包含着心理暗示催眠的过程，正常情况下，二者是同步的。并且，结束催眠时可以暗示患者觉醒或者转成通常的睡眠。所以，虽然说"催眠不是睡眠"，但睡眠却离不开催眠，睡眠需要催眠。

下面通过催眠暗示对于睡眠障碍的治疗，可以更清楚地了解两者的关系。

暗示催眠可以治疗各种睡眠心理障碍，增加睡眠的信心。针对睡眠深度的调控，暗示催眠在各种失眠并发症治疗中起到主要作用，或辅助治疗作用。对于因失眠引起的焦虑情绪的解除，疼痛症状的减轻都有很好效果，继发性心理障碍的解除，神经内分泌的调节，免疫力的提高都有很好效果。

我们从《心理学名词解释》中也可以看到：催眠是一种部分睡眠。催眠同普通睡眠的主要区别，在于催眠是对大脑皮层的不完全抑制。催眠时内抑制并没有扩散到整个大脑半球，其中还保留着觉醒的部位，就是巴甫洛夫所说的皮层的警戒点。催眠时的抑制过程有时分布到大脑皮层的某些部分，有时却分布到另一些部分，或者有时占据的区域比较广泛，而有时却比较狭小。同时，抑制过程在其深度和强度上，也可能有很大的差别。催眠特别容易由某种单一刺激或长时间的单调刺激作用（或适量的催眠药等）所引起。例如，人类的催眠一般是通过暗示法引起的。术者利用言语命令，通过被催眠者第二信号系统的活动，在被试者的大脑皮层内形成强烈的兴奋中心。由于兴奋在大脑皮层内某些部位高度集中，对周围部分产生强烈的负诱导，诱导出来的抑制过程进行扩散，乃出现催眠现象。在催眠期中，大脑皮层的某些部位受到抑制，只有和接受术者的言语暗示有关的部位保持清醒，并能按术者之命令做出各种动作。

催眠与睡眠，可以从以下方面看出它们之间的差异。

1. 从原因方面看，睡眠是人类最自然的生理心理现象之一，以生理作用为主，带有一定的心理作用，属于自发性的；而催眠是以心理作用为主，是催眠师与被催眠者互相作用，是人为的。

2. 从刺激角度看，睡眠是以体力消耗和精神疲劳为基础的生理心理现象；而催眠是以一种特殊的心理暗示手段作为刺激引起的心理现象。

3. 从感应角度看，睡眠是无所谓暗示催眠的感受性和暗示性高低问题；而催眠则与被催眠者的暗示催眠的感受性和暗示性高低有关。

4. 从醒觉程度看，即使是在深度睡眠状态中，无论任何刺激只要达到能够使其醒来的阈值都可唤醒；而深度催眠状态往往要以特殊刺激（如催眠师的暗示）才可唤醒。

5. 从二者作用看，睡眠主要通过恢复体力来达到恢复生理心理能量；而催眠则主要是通过心理刺激来达到恢复心理能量，进而达到恢复体力的目的。除此以外，催眠还有主动的调整情绪、改变认知、治疗疾病和调整人格等其他作用。

6. 从时间角度看，睡眠是自然过程，往往符合生理需要；而催眠则往往是人为限定，时间长短往往服从治疗需要。

7. 从两种不同状态中肌肉的松紧程度来看，睡眠时的肌肉一般都自然地处在松弛无力状态；而催眠状态中的肌肉松紧程度则由催眠师的暗示言语所控制，可松可紧。

8. 从进入状态的难易程度看，正常的睡眠和各种动物睡眠一样，是一种自然的休息状态，由生理疲劳和心理疲劳共同决定，什么人都由其生理心理决定；而催眠由于是暗示心理作用决定，人比其他动物容易，少年比老年容易，女子比男子容易。

二、催眠和睡眠两种不同状态的判别

科学地讲，催眠状态是人为诱导而引起的一种特殊的意识梦幻或恍惚状态，是注意力高度集中状态。被催眠者，思想和精力集中到了某一点上，其自主判断和自主行动能力被减弱或丧失，感觉和知觉发生歪曲或丧失。如美国哈佛医学院催眠专家弗雷德·H·弗兰考所说，催眠只是将人们分散在各处的精力和思想聚集起来，这并不是处于昏迷状态，也不是处于睡眠状态，而只是像当您聚精会神地沉浸在一种工作或阅读一本小说时那样，几乎难以听见别人对您所说的话而已。那么，催眠状态与睡眠状态有区别吗？

催眠状态不等于睡眠状态，它是界于清醒和睡眠之间的一种似睡非睡的恍惚状态。当您接受催眠术而开始进入这种催眠状态时，虽然您的眼睛是闭上的，看似睡觉，但您的脑电图显示出高活动的阿尔法脑电波，而不是睡眠状态的西塔和德尔塔脑电波。催眠状态与睡眠状态的主要区别是：催眠与外界还没有完全失去联系，它对外界还有一定的注意能力和感觉能力。例如您在催眠状态时，您还能开车、看电视、听音乐，能对他人的指令和暗语做出反应，等等。

1. 催眠状态的判定方法

经催眠后是否进入催眠状态，虽可按催眠深浅度进行测验，但在催眠施术中还要善于观察受术者的各种表现，掌握进入催眠状态时的特征，以判别是否进入催眠状态。尤其要善于发现有些不诚实受术者装模作样来愚弄施术者。催眠状态有以下几方面的表现：

（1）面容。面部肌肉松弛，表情显得呆滞，脸色由红渐转苍白后再转红。

（2）眼。两眼微闭，眼睑自然下垂，轻触睫毛亦无眨眼，眼睑无颤动或眨动。眼球转动减少或只有较慢的眼球游动。令试睁眼仅眉毛上提而不能睁开，用手上提眼睑时有眼球躲避现象，只见巩膜或眼球上移。

（3）嘴。上下口唇不紧闭或微张开，无口唇蠕动，无吞咽动作，也无咬牙咀嚼动作。

（4）颈。颈部肌肉松弛后不能主动随意转动头颈，被动运转时颈无抵抗，将头部置于不适位置也不能自行调整。

（5）四肢。四肢肌肉呈松弛状态，抬手提脚时无力而沉重，突然放手后会迅速下垂。放置在不舒适的位置无抵抗，也不能自行调整。

（6）呼吸。平稳而均匀，有时大口喘气再处于平稳而均匀的呼吸状态，甚至能听到鼾声。

（7）脉搏。由快渐慢，前后约相差 5~10 次/分钟。

（8）感知觉。主观感知面部及肌体发热，对来自外界的其他刺激感知减弱，痛觉刺激反应迟钝或消失，也可因暗示敏感而增强。

（9）暗示性。在催眠状态下暗示性增高，只接受施术者的指令，可出现暗示性幻觉（错觉把白开水当做是糖水等暗示性表现），而不接受他人暗示。

（10）交往。只与施术者保持交往，但反应较平时迟钝，呈被动状态。回答问题时语言较慢，音量略低，呈疲劳嗜睡状态。

2. 三种不同的催眠状态

催眠的程度深浅因人而异，与每个人的人格特性差异、对催眠感受性差异以及催眠师的威信与技巧差异等有关。科学家们早已确定的催眠状态至少有 50 种，一般简化为三层：浅、中、深。这就像三层楼房的楼梯一样，从顶楼开始，楼梯一步比一步低，到达下一层楼时，楼梯有一段小平台，接下来又是一步比一步更低，向下延伸。

（1）浅度催眠状态。您会体验到轻度的恍惚；您已达到一定程度的躯体放松并感到以往的社会压力和欲望已消失；无任何面部表情；心跳和呼吸减慢；血压也比平时状态低。95%~98%的人能达到此状态。

（2）中度催眠状态。您可能感到更深度的放松；您能接受比较复杂和难度高的暗示；您可能对周围的噪声有所感觉，但这些噪声不会分散您的注意力；您的心跳和呼吸变得更为缓慢；血压变得更低。大约70%的人能达到这种状态。

（3）深度催眠状态。您可能还出现某种程度的幻觉，比如，看见实际上不存在的东西，或者看不见实际存在的东西；您感到自己的躯体变小或者变大，等等；您已经达到极度的放松；您的血压可能会达到很低状态；您对疼痛失去感觉，在不用麻醉药的情况下能对您进行外科手术。5%的人能达到这种状态。请您放心，虽然您进入这种催眠状态，您也不会被他人控制，去做违反您自己道德准则的事，或者去说您自己不想说的话。

一般来讲，您在催眠状态中的体验分为以下三种类型的混合。

（1）躯体感受。感到躯体飘浮起来；躯体变得很轻或者很重；躯体下沉、旋转、上下运动。

（2）视觉影像。您能清晰地看见一些好像真实的东西，同时又似乎能真实闻到这些东西的气味，能触摸到它们或者尝到它们的味道。

（3）思维体验。如同您在睡眠中做梦一样，您在催眠状态下，您的思维活动仍然存在，您仍可以思考问题和解决问题。

3. 睡眠状态的判定

睡眠往往是一种无意识的愉快状态，通常发生在躺在床上和夜里我们允许自己休息的时候。与觉醒状态相比较，睡眠的时候人与周围的接触停止，自觉意识消失，不再能控制自己说什么或做什么。处在睡眠状态的人肌肉放松，神经反射减弱，体温下降，心跳减慢，血压轻度下降，新陈代谢的速度减慢，胃肠道的蠕动也明显减弱。这时候看上去睡着的人是静止的、被动的，实际不然，如果在一个人睡眠时给他做脑电图，我们会发现，人在睡眠时脑细胞发放的电脉冲并不比觉醒时减弱。这证明大脑并未完全休息。

睡眠状态的转换以及脑波的变化：睡眠由两个交替出现的不同时相所组成，一个是慢波相，又称非快速眼动睡眠；另一个则是异相睡眠，又称快速眼动睡眠，此时相中出现眼球快速运动，并经常做梦。非快速眼动睡眠主要用于恢复体力，快速眼动主要用于恢复脑力。

慢波睡眠：根据人脑电波的特征，通常将此时相区分为四个不同的期，即相应于睡眠由浅入深的过程。第一期呈现低电压脑波，频率快慢混合，而以 4~7 周/秒的频率为主，它常出现在睡眠伊始和夜间短暂苏醒。

异相睡眠：它是在睡眠过程中周期出现的一种激动状态。脑电图呈现快频低压电波，类似清醒时脑波。自主神经系统活动增强，如心率、呼吸加速，血压升高，脑血流及耗氧量均增加。此外，睡者时时翻身，面和指（趾）端肌肉不时抽动。在实验动物中还记录到单个神经细胞的放电活动不仅高于慢波相，有时还超过清醒状态下的活动水平。人的异相睡眠和动物的一样，表现出三个特征：（1）低电压，快频脑波；（2）颈部肌肉张力松弛以及脊髓反射被抑制，此时运动系统受到很强抑制；（3）频繁出现快速的眼球运动，同时在一些和视觉有关的脑结构，包括大脑皮层视区，出现高大锐波，统称"脑桥—膝状体—枕区皮层波"（PGO）。由于快速眼动只存在于异相睡眠中，故后者常被叫做快速眼动睡眠。

睡眠时相的转换：正常成年人入睡后，首先进入慢波相，通常为"1-2-3-4-3-2"等期，历时 70~120 分钟不等，即转入异相睡眠，约 5~15 分钟，这样便结束第 1 个时相转换，接着又开始慢波相，并转入下一个异相睡眠，如此周而复始地进行下去。整个睡眠过程，一般有 4~6 次转换，慢波相时程逐次缩短，并以第 2 期为主，而异相时程则逐步延长。以睡眠全时为 100%，则慢波睡眠约占 80%，而异相睡眠占 20%。将睡眠不同时相和觉醒态按出现先后的时间序列排列，可绘制成睡眠图，它能直观地反映睡眠各时相的动态变化。

睡眠深度：一般是以身体活动减少和感觉灵敏度降低作为衡量的指标。此外，一些生理指标，特别是唤醒阈，也指示慢波相的第 3、4 期是深睡时期。至于异相睡眠的深度则很难判定，因为它即表现肌张力松弛，又常出现全身翻转、指肌抽动；在感觉方面，外界无关的刺激较难唤醒睡者，可是当刺激具有特殊含义或者和他做梦的内容有关时，第一次则会认为是梦里发生的事情，如果刺激多次以上，则极易唤醒。这些矛盾提示，在异相睡眠中脑内发生一种主动过程能切断它和外界无关刺激的

84

联系。如果依自主神经系统活动强弱来判别，则异相睡眠更接近觉醒状态，如在此时相唤醒睡者，他会说自己正在熟睡；反之，在慢波相时唤醒他，则说睡得不熟。推测这种主观的睡眠意识可能与他的梦境有关联。综上所述，对睡眠深度的精确测定是困难的，趋向是将异相和慢波相看作两个独立的状态。

有些自主神经活动随睡眠过程的发展而变化，似和两个时相关系不大。例如，体温从睡眠开始便逐渐下降，5~6 小时后达到最低点，然后又逐渐回升。有人提出，睡眠时仍能学习口述材料，可是脑电图的分析证明，睡者实际上是处在朦胧状态。梦呓多发生在慢波睡眠的第 2 期，而梦游则无例外地发生在慢波第 4 期中，并且两者一般都和梦的内容无关。

第三节　催眠术治疗失眠的研究

催眠治疗师 Hammond 指出失眠患者的睡眠模式主要会受到以下两方面因素的影响：一是对过度清醒的认知和不利于睡眠的习惯；二是中枢神经系统兴奋和潜在的或无意识的能够干扰睡眠的冲突或恐惧。因此这些患者可能从催眠治疗中获益，因为催眠不是睡眠而是一种注意力的集中形式，所以用催眠来治疗失眠表面上好像有些矛盾。然而，催眠能够诱导身体放松，而这种放松有利于促进入睡，并可以减轻由焦虑引起的交感神经兴奋。催眠也可以为患者提供一种处理焦虑的方法，从而能够帮助其轻松入睡。另外，催眠能够帮助人们掌握合适的睡眠健康知识，并建立良好的作息规律。

催眠是一种专业的治疗技术，不仅可以单独运用，对于药物和其他心理疗法也是一种有益的补充。急性和慢性失眠通常都会对放松和催眠治疗有所反应，这里的治疗是指一系列治疗，其中包括睡眠健康教育。

由于催眠自身的特性，有关催眠的临床研究评估非常复杂。催眠治疗中患者和治疗师的互动模式使得随机、对照、双盲的研究很难开展。

有关催眠治疗失眠的大样本研究非常少，大部分的文献局限在案例报道层面。BECKER 公司报道 50% 的慢性失眠患者经过简单的两次治疗后症状得到改善，并且这种改善持续了 16 个月。

Hammond 指出的催眠方案可以包括自我催眠，用它来帮助达到肌肉的深度放松。另外更多的自我催眠可以帮助控制认知的过度活跃。他建议，如果以上两方面内容的治疗在进行 4 次至 5 次后不成功，第三种关于无意识探索，或者冲突相关的能够干扰睡眠内容的治疗应该被考虑。

这些技术包括指导来访者进入一种自我催眠状态，并且诱导身体像飘浮着一样放松。然后，如果充满着觉醒和不舒服的念头，他们能够将这些念头投射到在催眠状态中想象的画面中。来访者被教授变成他们自己想法或念头的指挥官，或者在画面中处理这些念头，由此将这些念头与被激起的身体和情绪反应分离开。

观想技术经常被用到。来访者可以想象他们放松地躺在安全的地方，同时他们看到自己将烦恼放在云朵上，看着微风缓慢地将它们带走。

STANTON 公司报道了三例关于失眠的典型案例，有效率高达 85%，治疗模式包含两次治疗和必要的随访。

美国催眠治疗师和精神科医生 Milton Erickson 创造了一种独特的催眠技术，他用一种包含催眠后暗示的技术来治疗难以入睡的患者。患者可以起来并且做一些他真正喜欢的事情，例如清洁冰箱、洗车，等等。Milton Erickson 让这些患者认识到有多少能量他们已经用尽了。这种治疗还包括一份契约，即在患者真正感到累了的时候，他们可以停止并且重新回到床上去睡觉。

需要特别指出的是，任何催眠方法都应该配合适当的睡眠健康习惯的训练，这包括有足够的时间在睡觉前放松；采取一种睡眠前常规仪式；避免吃得过饱，或者在临睡前运动；不在卧室工作，并做其他能够引起兴奋的事情；避免在床上工作或者读书；避免在清醒时持续看钟表。

经常被引用的系统评价中，Krisch，Montgomery 和 Sapirstein 综述了 18 篇运用认知行为疗法结合催眠治疗的文章，其中也包括失眠的治疗，结果表明，结合催眠治疗可以很好地提高认知行为疗法的疗效。

国内研究，贺氏将催眠疗法与艾司唑仑治疗失眠症进行疗效的对比研究。该研究将90例失眠症患者随机分为催眠疗法组、艾司唑仑和安慰剂组。催眠疗法组用催眠疗法治疗，艾司唑仑组用苯二氮卓类药物艾司唑仑治疗，安慰剂组用安慰剂胶囊治疗。采用匹兹堡睡眠质量指数PSQI量表为指标评定临床疗效，结果催眠疗法与艾司唑仑的短期（3天）和中期（1~3周）治疗效果相似。

刘氏应用催眠疗法治疗心理生理性失眠。该研究将60例患者随机分为治疗组和对照组，前组进行催眠治疗，后组用安慰剂治疗，采用匹兹堡睡眠质量指数PSQI量表为指标评定临床疗效。治疗三周后发现，催眠疗法临床疗效显著优于对照组。

李氏用针刺结合催眠疗法治疗原发性失眠症。该研究将210例患者随机分为两组，治疗组用针刺结合催眠疗法，对照组采用小剂量的帕罗西汀每晨10~20mg口服。结果：治疗组有效率83.64%，对照组有效率84%，两组疗效无显著性差异。

个案报道由于样本量较小，所以很难证实其结果。由于安慰剂效应普遍存在，所以非对照性研究的意义有限。并且，在许多病例报道中，催眠的疗程也不一致。通常治疗师运用"尝试—纠错"模式进行治疗，以确定哪种干预对疗效的影响最大。因此，也可以通过这种方式来搜集临床资料来确定到底是哪种技术最为有效。

总而言之，催眠疗法是一种极具临床运用潜力的疗法。这种潜力应该被认真地挖掘出来。

第四节　中医心理 TIP 睡眠调控技术

一、TIP 技术

什么是 TIP 技术？TIP 技术全称为"低阻抗意念导入疗法"，是现代中医心理疗法之一。它是在心理治疗中体现中医整体论与辨证论治疗思想的同时，建立在低阻抗学说和意念导入学说的基础上，把中国的导引、气功疗法与西方的暗示、催眠疗法进行结合，通过言语的和行为的诱导，使被治疗者进入某种从清醒到睡眠这个过程的中间状态，将治疗者根据某种治疗需要构成的由言语和行为信息组成的某种"思想、理念、观念"（包括古今中外各种心理治疗方法和技术）导入给被治疗者，最终影响到被治疗者的记忆和内隐认知，从而达到某种心理治疗与康复作用的治疗方法。低阻抗意念导入疗法由一系列"意念导入"的具体技术（TIP 技术）所组成，构成了一个针对心理疾病治疗比较完整的技术体系。它是现代中医心理疗法的一种，所以也被称之为"中医心理 TIP 技术"。

低阻抗意念导入疗法——TIP 技术是笔者在"暗示化说知治疗"的思想指导下，总结自己的临床经验而发明的，目前只是针对中国人使用的本土心理治疗技术体系。它的基本思想是，原有的认知疗法思想可以在某种不加批判的状态下，如"催眠状态"或某种"低阻抗状态"下以"说（读音 shui，而非 shuo）知"（即以医生根据需要进行"说理"而让患者被动接受）的方式进行，而并不一定要在清醒的状态下进行，因为有一些患者，如果在完全清醒的状态下进行认知治疗，效果并不好；特别是在中国这样一个历史和文化背景与西方大不相同的情况下，更是这样。西方的认知理论无疑具有科学的成分，但在中国运用过程中却遇到了一些问题，患者接受程度非常有限。换言之，中国人未必完全适合用西方的心理治疗模式或方法。

二、TIP 睡眠调控技术

（一）特殊类型失眠的心理机制

1. 入睡困难

除了一些认知、情绪的因素以外，最常见的可能恰恰是某些"强迫"过程引起的。在没有达到入睡的生理需要时，或者即使人体达到了某种睡眠的生理需求时，睡眠潜伏期出现某些"思维过程"本身是正常的，但患者常常用提前上床或者上床以后立即要求自己进行快速进入"睡眠状态"而形成的"逼着"自己早些或者快些"入睡"这种行为去排斥并没有达到生理睡眠需求时必然出现的"思维过程"或者睡眠潜伏期本身必然会出现的某些"思维过程"（包括侵入性思维），这种入睡过程中行为与心理的矛盾冲突过程才是导致入睡困难的主要心理病理现象之一。

2. "睡眠浅"和"睡眠感缺失"

一是患者早期失眠形成的巨大痛苦之后所导致的睡眠警觉形成过程，在睡眠时强烈寻找正常睡眠感觉如入睡速度、入睡过程、入睡状态、"睡着的感觉"等等导致的睡眠"警觉"，这个过程便是"睡眠浅"和"睡眠感缺失"形成的主要原因之一。二是患者由于早期失眠形成的巨大痛苦之后，形成了一系列延长上床时间和睡眠时间和推迟起床时间，导致在床上时间过长，从而破坏睡眠结构，"稀释"了完整的睡眠过程导致的"睡眠浅"和"睡眠感缺失"。

3. 早醒

早醒，包括定点早醒，形成的主要心理病理机制有以下三点：一是偶发"早醒"带来的痛苦使患者对睡眠过程形成"警觉"，入睡前暗示或提醒自己"次日会不会继续早醒""自己是不是有病了"等等，通过无意识的"自我暗示"过程使"早醒"得以强化，所谓"偶然过程必然化"；二是压抑的"抑郁"情绪；三是自然醒来后"我为什么会早醒呢"的疑问、"我能不能再次快速入睡"的再入睡强迫性"警觉"导致的敏感和兴奋过程。

4. 过点睡不着

一是偶发"过点睡不着"带来的痛苦使患者对入睡过程形成"警觉"，入睡前暗示或提醒自己"我过点了，我肯定睡不着了""我总是这样，必须得几点前上床"等等，通过无意识的"自我暗示"过程使"过点睡不着"得以强化，所谓"偶然过程必然化"。二是躺在床上就想着"我怎么总睡不着""都已经这么晚了，我能不能快速入睡"的入睡强迫性"警觉"导致的敏感和兴奋过程。三是对睡不着的恐怖后果的设想。过点后，由于担心晚睡、睡眠时间减少会影响身体健康，影响第二天工作等，而形成的"逼着"自己快些"入睡"的强迫过程，此过程势必会延长入睡时间，从而形成越希望睡着，越睡不着，因睡不着而产生对失眠后果的担忧，而更紧张，引起兴奋导致更睡不着的恶性循环。

（一）操作要点

中医心理 TIP 技术——睡眠调控技术即低阻抗状态下的睡眠调控技术，是一种专门针对睡眠障碍治疗的操作技术，具体操作分为五个方面。

1. 睡眠外归因剥离技术

在早期的 TIP 睡眠调控技术中，该项技术只有"睡眠—情绪"剥离技术一项，随着研究的深入发现，某些失眠常常由于其固有的人格特点引起某种情绪变化，或者常常归因于过去的某些事件或者现实引起。为了迅速改善睡眠症状，我们的临床经验表明，可以采取把人格、事件、情绪或者其他睡眠外因素与睡眠进行短期剥离的手段进行治疗，也取得了较好的疗效，还能有效降低阻抗。因此，原来单一的"睡眠—情绪"剥离技术也就演变成为现在的"剥离技术"，使这种技术内容更加丰富，可以用于各种不同的情况下所引起的失眠。

（1）睡眠与情绪剥离技术。睡眠与情绪关系密切，这一点勿容置疑。心理生理性失眠，系指单纯由于思虑过度、兴奋不安或焦虑烦恼等精神因素引起的失眠。有统计认为，本型失眠约占失眠总数的 30%。正因为如此，一般心理医生在治疗与情绪相关的失眠时，理所当然地要把情绪调整放在首位。如果给患者提供疏泄焦虑的机会，则可使其痛苦减轻，有助于恢复其正常睡眠。对于短期失眠者，可通过心理治疗解除其紧张因素，改进其个体的适应能力，给予患者精神松弛方面的劝告和训练，等等。这里介绍一种入静状态下的"情绪—睡眠剥离技术"，其理论依据是，失眠虽与人的情绪密切相关，但不等于情绪一定会影响睡眠。也就是说，大多数人一般的情绪如思虑、兴奋或焦虑烦恼并不会影响睡眠。虽然在以前的事件发生过程中，当时的思虑、兴奋或焦虑烦恼曾经给您带来了失眠的症状，但那些事件毕竟已经过去，不会再影响到您现在的睡眠。即使您在白天遇到了各种烦恼的事件，有着各种不良的情绪，那也是正常的。只要您在睡眠前能够做到"先睡心，后睡眠"，理性排除各种情绪的干扰，使其"非理性"地断然认为失眠与情绪关系并不相关，这样对改善睡眠更为有益。"情绪—睡眠剥离技术"可以作为认知疗法通过对话的形式进行，但如果在低阻抗状态下进行导入性治疗效果会更好。

（2）睡眠与人格剥离技术。失眠患者中有一部分人存在人格特征，依恋型人格是其中比较常见的一类。精神病学家鲍尔比1969年最早提出依恋这一概念。他认为，依恋是一种在维持个人安全和生活方面具有直接意义的行为控制系统，其重要性不亚于控制饮食和繁殖系统，可见依恋对占据人类生命约1/3时间的睡眠产生影响是极为可能的。鲍尔比将依恋分为安全型依恋和不安全型依恋，安全依恋者面临压力时能保持健康的心态，而不安全依恋者则会更焦虑、更敌对。有研究表明，安全型依恋失眠者比例远低于健康组，而不安全型依恋型比例则高于健康组。

临床上，有很多人格障碍的患者或具有某些人格倾向的患者，常常容易表现出失眠。在治疗过程中，当患者得知自己的失眠症与人格(或性格、个性)有关系时，医生的治疗难度可能会相应增加，因为患者会觉得性格难以改变，失眠也就难以治疗，从而加重对睡眠的预期焦虑。针对这一临床常见问题，我们提出睡眠与人格剥离技术，即把患者的人格特征与睡眠相对剥离、独立出来。人格的某些表现未必是患者生活的全部，而是具有一定选择性的，改变选择对象，即可达到剥离的效果。比如，依恋型人格障碍的失眠症患者，通过这项技术在低阻抗状态下，可以把原有对睡眠的依恋等剥离、转移到其他与睡眠不相关的地方去，晚上睡眠就独立起来，自然而然就能休息好。

临床表现上多体现为对与自己睡眠相关的条件，如卧室、床、枕头、被子、一同就寝的亲人等等过度依赖，一旦上述条件发生变化，如换床、换房间、出差、自己一个人睡时就会出现失眠。而对于长期服用安眠药的人，药物也极有可能成为他睡眠依赖的条件之一。这也恰恰解释了安眠药的短期疗效和慢性失眠的长期病程不相匹配的情况下，仍然有许多人用药有效的矛盾现象。也为治疗在失眠减药过程中的应用提供了依据。在治疗过程中，要将原有对睡眠的依恋与睡眠相剥离、转移到其他与睡眠不相关的地方去，最终使患者能够提供最具成效的应对策略，理性应对失眠，并且这种治疗产生的疗效可能更持久更彻底。基于这个观点，我们也强调对于安眠药的减药一定要彻底、完全。具体体现在临床上有些患者开始减药时比较顺利，效果也很好，但在准备完全撤药时却打起退堂鼓，他们愿意保留最后的一点点药物，虽然也接受这只是心理安慰的观点，但就是不愿完全停药。也许大部分人包括医生和患者本人也认为这一点点药物对他的睡眠质量不会产生负性的影响，留着也无所谓，但我们认为，只要患者配合，一定要将药物全部撤掉才能结束治疗，否则将来再次出现失眠，药物的量很容易再次加回来。只有完全撤药，才能让患者彻底摆脱掉对药物的依赖，从长期服用安眠药的阴影中真正走出来。

（3）睡眠与事件剥离技术。临床上的失眠症患者，在回顾病史时，基本上都与某一类或几类事件有关系，比如升学、考试、答辩汇报、冲突吵架、新闻负性事件、侵入性思维等相关联。我们在治疗前要找到相关事件，那么在治疗过程中，就可以有的放矢，在低阻抗状态下针对敏感事件一一剥离，针对睡眠的相对独立性，明确植入睡眠独立的可能性与可行性，让患者从心底暂时放下有关事件，自然入睡，有些事件翌日思考或解决也不迟。另外，对于睡前的"侵入性思维"，要在治疗中导入一种在睡眠前出现一些活跃的思维（即患者所谓"不停地想事情"）也是正常的，允许自己去想，想不等于失眠，想累了就能够睡了。有事情想，说明大脑年轻，充满活力，充满生活激情，思考力也比较活跃，能想是一件好事，如果不想了，有可能就老年痴呆了。把睡眠前的一些侵入性思维活动赋予一种积极的意义，效果反而更好。当然，要注意与情绪进行剥离。

（4）睡眠与其他剥离技术。临床研究表明，只要与睡眠相关的外界因素，均可能在低阻抗状态下剥离出来。比如，对于因为两性情感有关的成人失眠，可以把性与情相对剥离开来，虽然患者有可能一时不能理解或接纳，但这类治疗信息会在患者潜意识停留，并会慢慢发挥作用。

2. 睡眠认知导入技术

睡眠认知修正技术源于睡眠认知信息导入技术。TIP 睡眠调控技术早期只有前三项技术，后来随着我们研究的深入，发现了在催眠状态或低阻抗状态中，采用"暗示性说知治疗"的效果更好，即可以针对患者所存在对睡眠的不同认知问题进行分析，纠正患者对睡眠各种症状的错误认知，导入合理的认知，用新的理念和行为代替过去不合理的理念和行为，逐步矫正患者对睡眠的非理性信念和认知。

关于睡眠问题的不合理认知千奇百怪，人人不一，但有着共同的规律，这些规律的发现，是我们的重要研究成果之一。正因为这样，我们的治疗效果有了大大的提高。睡眠不合理认知归结于以下几个方面：

（1）对失眠症发生、发展过程的认知。通过回顾病史展开对首次失眠时的心情与痛苦是可理解的，一般人遇到这类事件后，产生了不良情绪可能会偶尔失眠，但不会无限地放大，更不会把过去当成现在与将来，那是一种不成熟的表现，是一种幼稚思维模式在睡眠上的反映。由于这种幼稚思维，担心无度导致预期性焦虑而引发失眠，进入恶性循环。所以，修正不合理认知之后，一方面，在遇到事情或无故状态下，都不容易产生负性情绪；另一方面，产生了情绪也不等于要失眠，因为明白情绪、事件与睡眠没有必然关系；此外，调整睡眠的能力增加，就算半小时或一小时没有睡着，也能平静应对与接纳。

（2）对睡眠生理心理现象认知。可以从睡眠分期（睡眠相）切入，让患者认识到睡眠是非常自然而然的，不是自己控制、强迫、逼出来的。自己在幼儿童年时都会睡眠，并且睡得很香，这充分说明人从小就具备睡眠的能力，只是随着年龄的增长，自己的应对能力相对没有跟上年龄，表现出来的理想世界与客观现实差距、冲突越来越大而引发失眠。我们通常在低阻抗状态下，选择性植入生理、心理学等相关知识，使患者建立合理认知，不再因无知而焦虑恐惧。

（3）对睡眠的期待与后果。一方面，重视自己的睡眠质量，期待自己的睡眠能回到不生病之前，甚至幼儿时代（**对睡眠的质量期待过高本身就是不合理的**）；另一方面，过度重视睡眠对人体的作用，过分夸大失眠对人体的影响，回避身体和心理上其他方面的问题，等等。针对这类问题，需要降低患者对睡眠不合理期望与夸张的后果，就算偶尔有睡不着或早醒，那也没有关系，并不会影响到以后的生活质量。

（4）对完成睡眠的条件认知。对于失眠，不管是外因还是内因，都着重于对患者内归因的训练，促使放弃外归因思维模式。睡眠的完成关键在于自己的内心，植入"先睡心"对睡眠的核心作用。把白天状态与晚上睡眠进行区分，就算白天情绪不好，也跟晚上睡眠没有关系。完成睡眠对于任何人都不难，因为从小就会睡眠的暗示。

（5）对梦的认知。部分患者认为多梦就是没有睡好，认为睡得好的人是不应该做梦的。这类不合理认知，一方面，淡化患者对梦的不合理归因对其消极影响；另一方面，植入自己知道做梦说明睡得很深很沉，因为梦发生在深度睡眠期；此外，可以通过积极归因去解梦，增强患者安全感，从而获得更佳睡眠。

（6）其他不合理认知。其他认知问题还有很多，如对睡眠时间、空间知识以及其他相关睡眠的不合理认知，主要依靠深厚的医生临床心理学功底和丰富的治疗经验，在临床治疗中不断发现并在催眠和低阻抗状态当中给予积极的引导治疗。以上的睡眠认知导入技术，一般是结合着剥离技术一并展开，相得益彰。"暗示性说知治疗"（**原来称为"暗示化认知治疗"似乎不太准确**），既构成了 TIP 技术的核心理论，也是治疗失眠的核心方法和技术。

3. 睡眠环境适应技术

该项产生的基本观点是，患者在复杂的心理病理条件下，各种情绪反应使患者对外界的刺激如光线、声音、温度、湿度等外在的睡眠条件刺激过于敏感，对睡眠环境的适应能力降低，从而诱发失眠症状或疾病。因此，在某种状态下，增强其对睡眠环境的适应能力，便成为这种技术追求的目标。限于篇幅，这里不再介绍入静状态的诱导过程，只介绍其中"睡眠调控技术"的主要操作要点。

（1）使用常用的"睡眠环境适应诱导语"，如：

您已经进入了入静状态，在这种状态中，外面的声音刺激慢慢地离您越来越远，您感到越来越放松，越来越安静，周围的各种干扰慢慢地离您飘然而去。

（2）进入"刺激—惊醒—安静—再入睡"诱导过程。在一般的睡眠状态下，一个较重的声音刺激很快会使患者清醒，破坏其睡眠，并且难以恢复睡眠状态.对于一个睡眠质量差或患有失眠症的患者，这种刺激效应犹为明显。但在入静状态下，这种情况则很容易改变。我们可以在入静状态中，设计一个"刺激—惊醒—安静—再入睡"r 诱导过程，并且反复进行，最终使失眠患者完全适应睡眠过程中的环境刺激，降低了对睡眠条件的主观要求，增强了睡眠适应能力，改善了各种失眠症状。这个过程有以下程序。

预备程序：在低阻抗状态下进入上述第一个程序，即给予"睡眠环境适应"的诱导语，让患者早有准备。这个程序可以进行 2~3 次。

刺激程序：即在患者进入低阻抗状态，甚至入睡状态后，出其不意地在其耳边或身边给予一个巨大的声音刺激。

惊醒程序：患者在突如其来的巨大刺激中突然"惊醒"，表现为眼睛突然睁开，甚至出现全身"惊动"状态，有的完全进入清醒状态。

安静程序：在患者清醒时，心理师要站在患者身边，用手掌盖在离患者的眼睛上方约 10 厘米的地方，给患者以绝对的安全感，并迅速给予新的诱导：

很好，您现在处在很安全的状态，请您轻轻地合上眼睛，您很快会再一次放松下来，保持原来的入静状态，而且进入更深的入静状态。您很快就会睡下去的。

再入睡程序：在上述基础上，再一次进行诱导：

　　　　您是安全的，您很快又再一次入睡了，而且睡得越来越沉，
无论什么干扰都不会影响您的睡眠。

以上是一个完整的"刺激—惊醒—安静—再入睡"r 诱导过程，这个过程也可以在一次完整的治疗过程中反复进行。

4. 睡眠信心增强技术

睡眠信心是一个全新的睡眠医学概念，国内尚未发现相关研究文献。国际上的研究资料也极为有限。2006 年，Ana Adan 和 Marco Fabbri 等人发表了睡眠信心量表和昼夜模式的文章，首先提出了"睡眠信心量表"，把睡眠信心研究提到重要的位置。2007 年，Charles M. Morin 等人发表的睡眠信念与态度不良的文章中，涉及了睡眠信心评价的 16 个条目的量表，用以评价睡眠信心。

程序 1：当患者被诱导进入入静状态过程中，或进入入静状态以后进行诱导：

　　　　其实您的神经系统的功能是完全正常的，您看，现在一诱
导您很快就能进入放松、安静和宁静的状态，说明您完全有能
力排除一切烦恼的事物，安心睡眠的。

程序 2：在上述"睡眠环境适应技术"的各种程序应用之后进行诱导：

　　　　既然在睡眠过程中，如此巨大的刺激对您来说，您都能够
很快入睡，您的神经系统的功能已经完全恢复正常了，您完全
可以"先睡心，后睡眠"，您上床以后，会很快进入现在这种状
态，很快会轻松放松，以增强其睡眠信心。

程序 3：在入静状态中，针对那些入静比较好甚至在入静中完全睡眠的患者，可以在诱导入静过程中，或结束前进一步诱导，以增强其睡眠信心：

　　　　很好，您能在这样的环境中入静甚至入睡，您的神经系统
功能已经完全恢复正常了，您以后在家中自己的床上入睡时会

睡得更好，下一次的治疗会在今天的治疗效果上增加更好的治疗效果。

5. 睡眠体验技术

这是 TIP 睡眠调控技术中最新形成的一个技术。它主要针对两个方面来考虑设计的，而且这个技术在临床使用中效果非常好。这个技术也可以用于其他"早醒"和其他症状的对症治疗当中，也可以有机结合其他治疗技术进行，而且往往是用在其他治疗技术之后来运用效果更好。

（1）异常睡眠体验分析技术。回忆第一次失眠的过程，分析并让患者认知到第一次失眠，或者后来失眠不断加重的过程一定是早期某些事件、某些刺激、某种过程带来的情绪引起的失眠。

> 当时出现某种情绪反映，出现失眠症状是可以理解的，但随着时间的推移，事件的消失，刺激已经不再存在，事件过程已经成为过去，您的情绪不应该再波动，而应该心平气和，应该能做到"先睡心，后睡眠"了。但是，您却由于过去的情绪给您造成了失眠，给您带来了失眠的痛苦，这种失眠的痛苦本身构成了与上一次事件和刺激无关的不良情绪，于是您把您的注意力转移到了失眠问题上。这样一个转移过程您是在不知不觉中度过的，是自然度过的，于是您开始寻求某种合理的治疗，但过去的治疗完全是针对您的失眠症状来考虑的，忽视了您失眠的根本原因，因而没有出现较好的效果。即使有效果，也是临时的，让您失眠越来越重，随之失眠的痛苦也越来越重。失眠带来不良情绪，而不良情绪又反过来加重失眠，从而进入了恶性循环当中。现在您已经从过去早期失眠的事件和刺激当中走出来了，过去的已经永远过去，您现在完全可以做到"先睡心，后睡眠"，是可以安然入睡。

对过去失眠的体验，充分再现当时的痛苦，激发患者强烈的治疗欲。同时，建立一个新的人格与新的应对模式，再次处理过去让患者失眠的情绪与事件，这种直接的对象法会让患者产生强烈的戏剧性治疗效果。临床上除体验首次失眠以外，还会体验到前天晚上的失眠，让患者更加深刻感触失眠之苦，这有利于后期治疗信息的植入。

（2）正常睡眠体验分析技术。在运用前述睡眠环境适应技术的过程中，还可以导入"正常睡眠状态"的体验，即在各种刺激环境中也能够不怕被干扰，不怕被刺激，醒了以后还能够很快再次入睡。体验这种"正常睡眠状态"，不仅可以在患者的大脑皮层中留下"正常睡眠状态"信息，还可以提高其信心，一功两得。

（3）将来正常睡眠预体验技术。提前体验治疗当晚回到家中正常睡眠过程，构成预治疗皮层信息影响，使患者逐渐明白了很多与睡眠相关的原理之后，懂得之前为什么失眠以及应对失眠的幼稚性。今晚回家后再次睡在床上，虽然可能有之前的干扰，但是自己信心十足，方法有力，很快就调整过来了，开始进入一个良性循环。

具体操作：让患者在某种低阻抗当中，意念回到当晚合理睡眠时间的时候，调整好情绪，让自己心情平静下来，再躺到自己的床上去，闭上眼睛，体会在医院治疗过程中那种放松安静的情景，无论什么干扰都无所畏惧，然后加以暗示性治疗：

> 您很快像在医院一样进入了放松安静的状态，现在已经到了睡眠的时间，过去的事情无论多久、多严重，事情已经成为过去。这么多年来，都由于各种原因使自己没有睡好，现在确实需要睡觉了，现在无论什么干扰、无论什么刺激、无论什么情绪都已经离您的大脑飘然而去，您开始放松安静入睡了，而且睡得很快，睡得很沉！

又如针对早醒与睡眠维持障碍的患者，可以导入"再入睡"的体验。导入词如下：

> 子时以后醒来，翻下身就又睡下去了，您不用担心早醒，每个人都可能会遇到早醒，后半夜的睡眠更为重要，子时阳气入阴，更容易入睡，现在早醒是担心早醒的转化。只要不再担心入睡困难，不再担心早醒，就更容易获得正常的睡眠。我们每一个人都可能因为半夜要上洗手间，或喝水，或找被子等醒

来，但很快就能睡下去，因为半夜醒来时我们的大脑大部分都处于睡眠状态，也能很快睡下去。所以，您不需要因为中途醒来而担心着急，或看时间等，因为您不需要作任何努力，自己本身就能自然而然地睡下去。

通过当晚的睡眠，以后会睡得更香更深，因为睡眠已不再是生活的困扰了。根据患者首次失眠原因，可以再设计类似事件发生在将来，植入一个更加成熟自信的应对方式，对处理学习、工作、生活中的各种事件，就算是处理不好也不会再影响休息。就算偶尔失眠，也不再会像以前那么担心再失眠，不会再幼稚地夸大偶尔失眠的后果等。

6. 减停药物技术

对于一般失眠的治疗而言，安眠药减药过程的干预有一定的特殊性。具体运用的技术和治疗流程如下。

(1) 具体操作技术

① 减药认知技术。长期服用安眠药的患者除同失眠患者一样对睡眠存在错误认知外，还对安眠药物的作用和减药过程存在错误认知。因此，减药过程中的意念植入性认知治疗在常规方法的同时要重点植入对安眠药物以及减药过程的错误认知的分析。针对迷信药物根治失眠症的患者，减药时先植入药动、药代、耐药性、依赖性等知识。一方面，让患者理解在睡眠上心理作用很可能大于药物作用；另一方面，让患者明白通过长时间服药已产生了耐药性，药物对睡眠的影响也很有限，更多的是一个安慰效应。

② 减药替代技术。在减药过程中，用其他非安眠药或中药来替代安眠药，或者用中医心理治疗中的意念植入性行为疗法替代。这一步骤可以在导入认知后进行，即在减少药物的同时给患者一个行为替代方法，可能更容易被患者接受。

当然也有部分患者可以直接减药。从药物类别来讲，不同种类的安眠药减药速度也不太一样，具体可以依据卫生部关于《精神药品临床应用指导原则》中安眠药减药的方法来进行。替代本身就是转移患者对药物的依赖性，使患者从药物的依赖转移到心理治疗上来，最后通过治疗再转移到丰富的社会生活中去。

③ 减药对症技术。部分患者在减药过程中会有戒断反应，如果患者自知这一现象，一般会恐惧这类副作用。那么在治疗过程中，就必须明确植入中医心理治疗带来的心身反应不等于戒断反应，让患者意识到有些症状是属于治疗过程人格重建时带来的正常反应，这也充分说明是有效果的表现之一，那么患者遇到有症状时就更加有耐心，而不会太焦虑恐惧。此外，还可以用中药、中成药替代对症治疗。

（2）在减停药物治疗中重点运用的技术。

除以上介绍的专门应用于 TIP 减停药物治疗过程中的技术外，也要综合运用其他技术。由于减停药物过程的特殊性，有些技术要重点运用、反复运用，具体内容也与一般失眠的治疗有所不同。如结合睡眠信心增强技术运用的方法如下：

信心增强主要包括两方面内容，即睡眠信心增强和治疗信心增强。睡眠信心在对慢性失眠患者的治疗,尤其是减药过程中起着极其重要的作用。服用安眠药物尤其是长期服用者，对安眠药物都产生了心理上的依赖，这种依赖从某种程度上也体现在依靠药物获得睡眠信心上.因此，将药物减量到最终彻底不用药的过程中如何重建睡眠信心、巩固睡眠信心并维持睡眠信心起到了至关重要的作用。另外，长期服用安眠药的患者多是通过各种办法减药均未获得成功的，他们的治疗信心也严重不足。对治疗信心的增强可以很好地降低阻抗，建立医生的合理权威性，提高疗效。信心增强技术在整个治疗过程中要反复多次加以强调。可将整个治疗过程分为三大主要部分，对于敏感程度高的患者这也意味着可能三次就可以完成治疗，即初次治疗、中间治疗和结束治疗。对应着初次治疗要重建信心，中间治疗要反复巩固信心，而结束治疗要通过预期治疗等方法维持信心。具体内容如下。

初次治疗当中，通过各种方法使患者进入低阻抗状态后进行诱导：

现在您已经进入到非常放松、非常舒服的状态中，这种状态非常有利于您的治疗。

对患者的治疗状态加以肯定，为继续下一步治疗做好铺垫。在初次治疗中这部分可以强化，目的是帮助患者找到最有利于治疗的状态，进一步降低阻抗。接下来继续进行诱导，如：

现在您的大脑活动状态、身体各部分的状态以及呼吸的频率和节奏都和睡眠状态非常类似，所以等于在白天将您的睡眠状态重现，那么在这种类似睡眠的状态中进行治疗将非常有利于您睡眠的调节。

以增强患者对治疗的信心。接下来进行诱导，如：

其实您的神经系统功能是完全正常的……

在各种睡眠环境适应技术后再进行诱导，如：

在睡眠过程中，即使遇到如此巨大的刺激，您都能够保持安静，说明您的神经系统功能已经完全恢复了正常……

针对那些状态比较好的患者，可以进一步进行诱导，如：

很好，您能在这样的环境中保持住这种安静的状态甚至入睡，说明您的神经系统功能已经完全恢复了正常，您在自己家中床上入睡时会睡得更好……

中间治疗开始时，根据患者在初次治疗后症状的改善或变化加以诱导，给予肯定，让患者看到病情的改善，以增强睡眠信心和治疗信心。因为有时候这种变化是很微弱的，很容易被患者忽视。在中间治疗阶段可以反复应用以上诱导来增强和巩固睡眠信心。结束治疗阶段可以运用预期治疗的各种方法防止复发。

(3) 治疗流程

① 初次治疗。初次治疗中主要运用睡眠环境适应技术增强抗干扰能力；信心增强技术建立关系；"情绪—睡眠"剥离技术将最初引起失眠的事件及负性情绪与睡眠剥离；减药认知行为治疗将药物减量。具体可以依据卫生部关于《精神药品临床应用指导原则》中安眠药减药的方法将药量减少 50%。

② 中间治疗。运用信心增强技术对初次治疗后睡眠的改善进行细化

和强化以加强疗效，重点解决初次治疗后出现的问题，可综合运用各种对症处理方法。如果发现患者存在依恋型人格，可进行睡眠人格剥离治疗，必要时进行完整的再成长治疗。在初次治疗的基础上继续运用减药认知行为治疗进行减药，药量减少25%。中间治疗可以进行一次或多次，其中的各种方法技术也可以反复运用，主要根据患者的病情轻重和敏感性高低来灵活掌握。

③ 结束治疗。在中间治疗的基础上继续运用减药认知行为治疗进行减药，药量减少25%，即彻底减药。运用各种预期治疗的方法预防复发。

(4) 注意事项。

在减药停药治疗过程中既要了解安眠药的心理依赖可能产生的症状，也要掌握不同种类安眠药可能带来生理依赖严重程度的差别。对于生理反应确实由减药停药带来，并且反应较重的患者，可以在替代药物的基础上加上 TIP 治疗。另外，如果失眠是其他疾病的一个症状如抑郁症、焦虑症等，还要在减药过程中考虑其他疾病的治疗。

综上所述，为了中医心理学术研究，笔者整合细分了五大技术和具体每个技术包括的小技术等，但在中医心理临床上一般是综合应用，在大原则的指导下，具体治疗内容与形式也是因人、因病而异，不一定全部技术都用才妥，辨因、辨症、辨人才是治疗的关键所在。

(二) 与其他心理治疗技术的关系

低阻抗状态下的睡眠调控技术比较适用于一般的心理生理性失眠症，但失眠又常常是抑郁症、焦虑症、恐惧症等其他精神心理疾病中的一个症状，因此，在处理各种疾病与失眠的关系时，应该注意以下几个方面。

1. 积极治疗原发病

对于诱发睡眠障碍的各种精神心理疾病应该利用一切药物和非药物的治疗手段治疗原发病，原发病的治疗是治疗睡眠障碍的重要基础。

2. 原发病与睡眠障碍的治疗关系

失眠作为各种精神心理疾病的一个主要症状，失眠的治疗无论是对于引起失眠的原发病，还是针对由于失眠症引起的精神心理疾病，都是重要的一环。入静状态下的睡眠调控技术，显然有助于改善睡眠状态，从而有利于原发病的治疗，二者相互促进，相得益彰。

3. 各种治疗方法的相互结合

低阻抗状态下的睡眠调控技术虽然可以作为独立的一种治疗技术应用于各种心理疾病和睡眠障碍患者，但这并不排除其他心理治疗方法和中医药治疗方法的作用，临床使用时还应该根据疾病的具体情况进行有机的结合，共同发挥治疗效果。

三、催眠术与低阻抗意念导入疗法—TIP技术的异同

这两种疗法的区别，主要表现在以下几个方面。

1. 催眠心理治疗关注被治疗者的暗示性高低问题。也就是说，那些暗示高的被治疗者可能治疗效果更好，而暗示低的被治疗者效果则往往较差。所以，催眠治疗更关注或选择那些所谓暗示性高的，而暗示性低的被治疗者则往往被放弃运用这种治疗方法。而低阻抗意念导入疗法在运用"暗示化认知治疗"的理论时，对此几乎没有要求。所有的患者，只要接受治疗，或者以降低阻抗的方式让其接受治疗，均可以被接受治疗。而且据初步的观察，疗效并不受暗示性高低的影响。

2. 由于催眠治疗关注暗示性或催眠感受性高低问题，所以，在进行催眠操作之前，治疗者必须对被治疗者进行催眠感受性测量，以保证治疗过程的推进，而TIP技术治疗前，则没有这个要求。

3. 催眠治疗关注催眠状态的深度，似乎疗效与催眠深度有一定关联，而TIP技术治疗中并不关注深度问题。目前还没有研究说明深度问题对疗效的影响，至少还没有足够的证据证明这一点。

4. TIP技术在进行治疗前，有一个重要的治疗程序，就是要先运用"抗干扰技术"以保障后面治疗的推进，防止在治疗时有别的声音干扰。而目前催眠心理治疗还没有这个技术来进行保障，"抗干扰技术"是这种治疗方法的特色之一。

5. TIP技术治疗时，主张在某种低阻抗状态中，导入古今中外各种能够帮助治疗的其他治疗方法，其中主要是认知治疗。暗示化认知治疗

是中医心理 TIP 技术的创新理念之一，体现出巨大的包容性。而催眠心理治疗主要是在催眠状态下进行暗示治疗，很少包括认知治疗的内容。

6. TIP 技术治疗中的"再成长治疗"是建立在发展心理学和异常发展心理学基础上的，针对精神与心理疾病发病过程的"成长缺失"而设计的，能够帮助提高而最终获得治疗的理论和方法，这些方法为该项技术所独有。催眠治疗到目前为止，并没有这些内容。

通过以比较分析不难看出，低阻抗意念导入疗法，在形式上，与中国传统的气功疗法有着某些关联；在操作上，与西方的催眠疗法有着一定的相似性；在理论上，即符合中医心理学的中医认知疗法，如《灵枢·师传》载有："人之情，莫不恶死而乐生，告之以其败，语之以其善，导之以其便，开之以其苦。"同时又与现代临床心理学上认知疗法具有相通之处。而且，从"低阻抗意念导入疗法（TIP 技术）"治疗过程来看，从降低阻抗、改善情绪、减轻症状的早期治疗，到提高心理发展水平的"再成长治疗"完成，一般神经症的时间为三个月到半年，这充分体现了短程的特点；从核心治疗技术和对症治疗技术来看，它由一系列"意念导入"的具体技术（TIP 技术）所组成，构成了一个针对心理疾病治疗比较完整的技术体系，体现出对古今中外各种心理治疗方法整合兼融的特点；从操作过程来看，其规范化和标准化程度之高，一般心理治疗不可比拟，我们可以从其对失眠症的治疗操作规范可窥一斑。目前该疗法正在开展一系列的临床研究，也完全体现出疗效评价客观化。该疗法充分体现出东西方文化融合、中西医结合的倾向，从而引领着中医心理学和本土化心理疗法的健康发展。

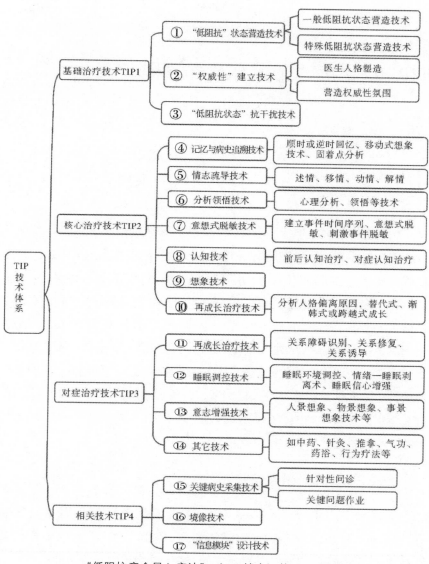

"低阻抗意念导入疗法"（TIP技术）体系示意图

第五章
TIP 技术治疗失眠临床操作流程

第一节　病史资料的采集

　　病史资料的采集包括两个部分。首先，按照规范的内科和心理的门诊病史资料采集过程和病历书写进行，包括患者的主诉、现病史、既往史等；其次，主要对 TIP 技术治疗失眠的相关病史资料进行采集，包括：1.失眠主要症状，如上床时间、入睡时间、早醒及早醒后的入睡情况、做梦情况、睡眠深浅等；2.最早出现失眠的时间、病因、病程、病情发展加重情况及治疗的过程、用药的情况等，尤其是第一次出现失眠的病因、病史追溯为开展治疗的关键；3.患者的人格倾向性，如强迫性、抑郁性、焦虑性、依恋性或胆怯性等人格类型，具备上述人格倾向性的患者，往往有意识或无意识间把这个固有的人格倾向用在了睡眠这样一个最自然的生理心理过程之中。

一、失眠的一般问诊技巧

　　失眠的一般问诊与其他疾病无异，包括询问一般情况（姓名、年龄等）、主诉、现病史（当前症状的开始时间、诱因、部位、持续时间等）、既往史、家族史等。失眠主诉症状纷繁复杂，主要分为三个方面：

　　1.入睡困难。

　　患者常常以"睡不着觉"为由就诊，医者不能仅仅了解"入睡困难"，应更深入询问晚上休息的时间、入睡困难的原因、睡眠潜伏期时间、躺下后的感觉、思维活动等。有些患者上床休息时间过早，几个小时仍不能入睡，但却以入睡"困难"就诊，此时应防止被误导。引起入睡困难的原因可能是光线、声音（包括耳鸣）、轮班、时差、更换睡觉地点等，亦有无明显诱因引起的入睡困难。有些人入睡困难表现为临睡前看电视时睡意强烈，躺上床后转为清醒，辗转反侧，思绪纷繁，胡思乱想，越想睡越睡不着。另外，还要询问入睡困难伴有的其他症状，如疼痛、汗出、头疼等。

2.睡眠维持障碍。

表现为睡眠过程中的中途醒来、多梦、眠浅、早醒等。医者应该进一步询问醒来的原因、醒来后能否再次入睡、需要多长时间再次入睡、能否回忆起梦的内容、有无"连续剧"梦等。

3.失眠后的后续效应。

失眠后第二天的主观感觉，有无疲倦乏力、头疼、是否影响白天的工作、是否因困倦而小睡等。对于失眠的症状和相关信息掌握得越细致，对于失眠的心理治疗越有利。

二、失眠的关键问诊项目

在一般问诊内容中，为了临床治疗的需要，医者应该从一般问诊中重点筛选询问以下三个方面的内容：

1. 第一次失眠的经历

在失眠患者第一次就诊时，应该着重询问第一次失眠发生的情况，询问第一次失眠发生的年龄，有无明显诱因等。所有失眠的患者多数都能回忆起第一次失眠的经历，失眠发生前具体不良生活事件和心境、失眠发生时的情绪和心理状态，第一次治疗的情况以及对后来失眠发作的影响。第一次失眠发作的诱因是明确的，一般为具体的不良生活事件，其类似的因素往往会导致失眠的复发或者加重。第一次失眠的经历对于心理治疗有十分重要的意义，对于第一次失眠的问诊越详细、越明确，其治疗思路越清晰，首次治疗的疗效越好。就诊时患者深受失眠之苦往往所述症状杂乱，不乏失眠带来的不良心境体验，医者须反复追溯至失眠最早发生的时间。

2. 失眠发生发展的过程

问诊过程中，医者应注意询问患者回忆失眠发生发展的整个过程，包括失眠发作的诱因、加重或减轻的程度及原因，连续或间断发作时患者失眠的心境体验，等等。系统回忆个体失眠发生发展的经过，可以使医者能够清晰地把握失眠过程的发展脉络，构建失眠的发病路线图，并根据个体回忆的经过，按照时间顺序进行认知、睡眠情绪剥离等心理治疗。

3. 治疗的经过

大多数患者就诊时并不是失眠初次发作，部分患者经过多次治疗无效后发展成为难治性失眠。此时必须了解患者失眠治疗的详细过程，仔细询问患者，使之按照失眠发生、发展、治疗、疗效情况的时间顺序详细告知医者。如目前（曾经）采取药物治疗，需了解服用药物的种类、服用时间、药物剂量、加减变化及疗效等。掌握失眠患者治疗的经过，有助于推进心理治疗中的认知治疗，特别是对药物的心理依赖的认知问题的纠正，帮助患者建立睡眠信心。

4. 人格和发展水平问诊

目前在临床上初步发现，原因较为单一、人格较为完善的原发性失眠患者经过几次心理治疗之后，往往起效较快，并且疗程较短。而失眠伴有精神、心理疾患，也可以在治疗精神、心理疾患之前或者同时治疗失眠的症状，有时在失眠症状方面亦能取效。而对于难治性失眠，其心理量表检查明尼苏达多项人格量表、症状自评量表经常在某些因子得分较高。此时，某些人格特点在一定程度上成为失眠发病的内部因素和基础因素，在排除其他生理疾病之后，这些人格因素很大程度上影响着失眠的发展和加重，而所谓的引起失眠的原因即某一些特定的生活事件并不是失眠发病的核心因素，仅仅是诱因，决定失眠是否发病关键在于患者（人格）的内部因素。如果不纠正这些不良的基础因素，失眠往往会反复发作。按照发展心理学的观点，某些疾病的形成并不能简单地理解为一个疾病本身的状态，应该理解为是个体异常发展过程的结果。目前，我们设计的忆溯性发展水平问卷正在研究中，为探索教育教养方式对人格影响以及人格特质的发展与疾病的相关性，其中原发性失眠与人格因子的相关研究正在进行。所以在问诊过程中，有必要询问一些问题来探知患者的人格及教育教养成长的过程。例如"平时爱不爱钻牛角尖""做事是否追求完美""有没有反复检查或重复一个动作的习惯""父母管教是否严格"等。通过患者的主诉和简单的交流，能进行简单的筛查，并结合相应的心理检查进行。上述几个方面的问诊有助于医者理清失眠发生发展的脉络，问诊过程得到的疾病信息最为丰富，如果能在很短的时间内，从纷杂的问诊信息中提炼有助于治疗的关键信息点，有助于医生准确地把握失眠的心理发病机制，形成失眠发病机制的一条主线，从而对失眠进行有效的心理干预。

三、汪氏失眠综合问卷

鉴于目前国内外常用的失眠问卷和量表，均以对失眠严重程度的评估为重点，较少描述失眠患者的睡眠习惯、失眠特点和原因，特别是已有的问卷对临床心理治疗的指导作用并不显著，笔者及其团队根据多年的失眠临床治疗经验，参考心理学和中西医学对失眠的认识，编制了汪氏失眠综合问卷（Wang Integrated Insomnia question-naire, 简称 WIIQ）。该问卷一方面用于全面地了解失眠影响因素和相关情况，另一方面用于指导临床治疗，特别是 TIP 睡眠调控技术进行治疗。

本问卷为半开放式问卷，共包含八个组成部分：基本信息，睡眠情况，伴随症状，失眠病史，失眠心理因素，人格因素，家庭史，治疗意向。患者前来就诊并将问卷填写完毕后，医生根据患者填写内容，能快速形成患者的发病路线图，形成治疗路线图，提高诊治精确度和临床效率。同时 WIIQ 能全面而扼要地收集病史，可用于诊断失眠、失眠的严重程度的评估以及指导临床治疗。

汪氏失眠综合问卷

本问卷为广安门医院心理睡眠科总结 20 年临床经验专门针对失眠患者编制而成。请全部完成，必要时按照大概或者常见情况填写，填写越详细越有助于医生给您进行针对性和高效率的治疗。谢谢配合，祝早日康复！

一、一般信息　　　　　　　　　　**日期：**

姓名：　　　　性别：　　　　　　　年龄：

职业：　　　　文化程度：　　　　　婚姻：

宗教信仰：　　地址（省市）：　　　联系方式：

二、睡眠情况

一个星期失眠几次？＿＿＿＿＿

入睡困难（有无）；中途醒来（有无）；早醒（有无）；睡眠浅（有无）；多梦（有无）

最近服用安眠药？（是否）。

药名：＿＿＿＿用量＿＿＿＿服药时间点＿＿＿＿＿＿

开始服用安眠药的时间：＿＿＿年＿＿＿月＿＿＿

目前：连续服药 / 间断服药

	上床时间	睡着时间	醒来时间（最后一次）	起床时间	总睡眠时间
开始有失眠问题之前					
现在不服药情况下					
现在不服药情况下					

1.如果中途醒来，醒来几次：

1次　2~3次　4~5次　5次以上请填写具体次数：＿＿＿＿＿

2.醒来以后平均再入睡时间：＿＿＿＿＿

3.醒来时间是否固定：（是，否）

　如果是，固定醒来时间：＿＿＿＿＿

4.起夜（是，否）　　　如果有，起夜几次：＿＿＿＿＿

5.睡觉浅，有一点动静就醒（有，无）

6.我觉得我整晚都没睡着或似睡非睡（有，无）

7.做梦对您的睡眠是否造成困扰？（有，无）

8.连续剧式的梦（有，无）或每天总是做同一个梦？（有，无）

9.梦中的情绪（可多选）：□①恐惧□②愤怒□③悲伤□④紧张
⑤其他＿＿＿＿＿

10.是否打鼾（是　否）

三、白天情况

白天出现哪些症状？（可多选）

头晕、头痛、焦虑、胸闷、心慌、烦躁、乏力困倦、健忘、情绪低落、兴趣减退、食欲不振、潮热汗出、恶心呕吐、全身不适，其他

＿＿＿＿＿＿＿＿＿＿

白天是否睡觉（是，否）。若有，在床时长＿＿＿＿睡着时间＿＿＿＿

四、发病史

1.第一次失眠发生的时间大概是：＿＿＿年＿＿＿月＿＿＿日

2.引起第一次或者早期失眠的事件（记得，不记得）。具体事件（工作／学习，恋爱／婚姻，家庭事件，人际关系，疾病／手术，睡眠环境，怀孕／生子，意外等）：＿＿＿＿＿＿＿＿＿

＿＿＿＿＿＿＿＿＿＿＿＿＿＿＿＿＿＿＿＿＿＿

＿＿＿＿＿＿＿＿＿＿＿＿＿＿＿＿＿＿＿＿＿＿

＿＿＿＿＿＿＿＿＿＿＿＿＿＿＿＿＿＿＿＿＿＿

3.失眠加重的时间？_____年_____月_____日。加重的原因：_____

4.失眠相关的疾病：（有，无），如果有，什么病：_____

五、对于睡眠，你是否有下列想法和情况？（若有，请打"√"；若无，请打"×"）

（ ）我一定要准时上床

（ ）睡不好，什么事都干不好

（ ）我一直期望：一粘上枕头就能够睡着

（ ）没有睡到足够的时间会给我带来困扰

（ ）我睡眠的时候任何干扰都不能有

（ ）不准备睡觉时有睡意，可一上床就没有睡意了

（ ）我认为我的失眠一定是我的身体有病带来的

（ ）我每天晚上会把睡眠当作一件重要的事情来完成

（ ）失眠是疾病、工作、环境等外在因素造成的

（ ）我感觉我自己就是找不到睡得深的感觉

（ ）将失眠痊愈的希望全放在医生身上

（ ）我总想控制自己的睡眠

（ ）一到晚上我就担心睡不着

（ ）过了固定的睡眠时间我就睡不着

（ ）因为睡不好我白天尽量少活动和交流

（ ）睡不着时我就会想方设法让自己尽快入睡

六、个人史（若有，请打"√"；若无，请打"×"）

（ ）胆子小

（ ）平时做事非常认真

（ ）我需要某种特殊的物品辅助睡眠

（ ）我一个人睡就会睡不好

（　）上床以后胡思乱想，想控制也控制不住

（　）看电视或不准备睡眠时反而睡着了

（　）执着地表达自己对失眠的看法，失眠的需求，失眠的重要性，失眠的原因等

（　）我失眠了，家人应该关心和谦让

（　）我的失眠比一般人都严重

七、家庭史

童年时期父亲和母亲之间的关系：

（良好／一般／压抑／吵架／打架／离婚／离世）

教育方式：1.民主　2.专制　3.忽视　4.溺爱

兄弟姐妹总共_____个（包括自己）排行：_____自小抚养人：（爷爷，奶奶，父，母，其他_____）分床年龄：_____是否经历过重大的事件：创伤，意外等？（是，否）

具体是_____

八、治疗

您期待的失眠治疗方式有？（可多选）

西药、中药、针灸、推拿、导引、心理疗法，其他：_____

_____

三、常见问题

1. 患者就诊时述及症状往往杂乱无章，有些信息对于医生的诊断并无很大的帮助，此时需要医生对患者适时进行部分引导，帮助患者回忆有关睡眠发生发展的重要信息。

2. 注意问诊与其他三诊和现代医学检查结合应用，中医"望、闻、问、切"四诊信息紧密结合，密不可分，其中任何一诊都要同其他三诊相结合，四诊信息相互补充、相互为用。失眠的望诊应注意观察患者的面部表情。因为很多失眠患者会伴有心理、精神方面的问题，如失眠伴

有焦虑的患者多眉头紧锁，一副痛苦纠结状；失眠伴有抑郁的患者多情绪低落、垂目低眉、行动稍迟缓等。闻诊应注意倾听患者的声音，声音高亢洪亮、喋喋不休、兴奋性高者多伴有焦虑；语声低沉、言语不多的患者多伴有抑郁情绪等。另外，经过问诊之后，需要借助现代医学检查检验手段的患者需要进一步检查以确诊，临诊不可偏废，不可过于相信医生个人的主观经验，需要综合评估，以明确诊治。

目前，我们应用中医心理低阻抗意念导入疗法（TIP 技术）治疗失眠的临床疗效较好，开展门诊治疗起效较快，无不良反应。相关的研究初步结果显示，TIP 技术能够有效地缩短睡眠潜伏期，增加睡眠的时间和质量，改善症状等。我们对于失眠的研究仍在不断继续，对于失眠的心理生理发病机制逐渐明晰，已经形成 TIP 技术治疗失眠的操作规范。

第二节 相关检查

一、检查方式

同其他治疗方法一样，TIP 技术在对失眠的临床诊治和研究过程中，也借鉴了现代的评估方法和检查手段，更准确地对失眠进行治疗。

1. 睡眠检查

主观的量表/问卷检查，如匹兹堡睡眠质量量表（PSQI）、SPIEGEL 睡眠量表、睡眠信心量表等。客观的检查包括多导睡眠监测（PSG）、睡眠日志等。

2. 心理检查

包括抑郁自评量表（SDS）、焦虑自评量表（SAS）、汉密尔顿抑郁量表（HAMD）、汉密尔顿焦虑量表（HAMA）、症状自评量表（SCL–90）、明尼苏达多项人格量表（MMPI）等。以上检查可以根据患者个体症状表现的不同适当选用。

二、诊断标准

目前，最广泛使用的失眠分类包括《睡眠障碍的国际分类》（第 2 版)、《美国精神疾病诊断与统计手册》（第 4 版)，以及《世界卫生组织国际疾病分类法》，中国失眠的诊断/分类标准为《中国精神疾病分类方案与诊断标准》。

三、TIP 技术辨失眠

1. 辨症

失眠的症状表现有入睡困难、多梦或噩梦、易醒、早醒、醒后不易或不能再次入睡、第二天醒后昏沉等不适感,也包括入睡困难、入睡时间长短不一、甚至是彻夜难眠等情况。另外，患者还有诸如以下症状描述：看电视时迷迷糊糊，一旦躺上床就完全没有睡意；或因出差等转换睡眠环境引起入睡困难；或睡眠环境光线、声音问题导致入睡困难；或躺下之后就会不自主想事，越不想去想越是控制不住想事的念头引起的入睡困难；多梦或噩梦，有患者描述为闭上眼整晚都在做梦，或做梦犹如"连续剧"一样，或因梦的内容不同的多梦或噩梦症状；易醒表现为无原因的中间多次醒来，或因睡眠环境的光线、声音等问题导致睡眠中间多次醒来，或因过往照顾孩子中间醒来引起的易醒症状。有因担心失眠或担心醒来之后不能再次入睡，担心睡不好会影响第二天状态等引起的困扰。另外，还有不少患者存在睡眠时间和睡眠质量方面的问题，如非平时固定的上床入睡时间睡觉就会入睡困难；自觉多梦引起的睡眠质量下降；追求 8 个小时的"足够"睡眠时间，或因前一天失眠就增加第二天白天所谓的"补偿"睡眠，等等。总之，患者就诊时的失眠症状表现多样，大多情况下以其中的一项症状为主，兼有其他症状，亦有多种症状皆现的情况。

2. 辨人

即针对不同个体制订不同的治疗方案。不同的个体具有不同年龄、体质、症状的表现，更重要的在于个体之间人格的不同，而这恰恰也是关乎疗程的长短、失眠的预后及是否复发的关键因素所在。我们在门诊治疗过程中发现，失眠伴有抑郁人格、强迫人格、偏执人格倾向的患者治疗相对复杂一些，失眠患者容易将上述人格倾向特征用于睡眠，如躺下之后不由自主想事、非平时上床时间睡觉则出现入睡困难、"连续剧"梦等，都很有可能是强迫人格或强迫人格倾向在睡眠中的体现。另外，抑郁症患者的失眠多有早醒的症状，如果不对抑郁人格进行矫正，采用单纯的对症治疗，很有可能治疗不彻底或再次复发。

3. 辨因

重点分析引起失眠或失眠症状加重的原因，如紧张、愤怒、恐惧等不良情绪刺激或应急生活事件，增加或减少催眠药物药量过程中出现的症状加重等。辨因要结合病史和失眠的症状进行。

对上述失眠的发病和发展过程有整体认识之后，便可以对其发病机制进行分析，并形成心理发病机制路线图。对于新学者，此图可以绘制为实体图；对于有经验的治疗者，此图只是头脑中对每例失眠的整体认识。有了清晰的发病机制路线图，就可以根据发病机制来进行治疗。对发病机制的认识正确和完整与否直接关系着疗效。

第三节　治疗流程

一、低阻抗状态营造技术

包括以下几个方面：1.音乐放松诱导；2.动功放松诱导，如放松训练、三线放松功、瑜伽功等；3.深化诱导技术，心理医师根据治疗的需要采取各种诱导的方法，如想象电梯、大草原等深化患者的入静深度和程度，适用于放松过程中营造低阻抗状态不佳的患者，或帮助患者回忆病史及成长过程等；4.睡眠抗干扰技术。

二、记忆与病史追溯技术

包括病史资料采集的问诊过程。但在问诊过程中，患者由于种种原因，对某些涉及治疗的核心出现"遗忘"，此时要采用如想象技术、"顺时回忆"或"逆时回忆"等手段尽可能获取必要的治疗信息。

三、认知导入技术

针对患者所存在对睡眠的不同认知问题进行分析，纠正患者对睡眠各种症状的错误认知，导入合理的认知，用新的理念和行为代替过去不合理的理念和行为，逐步矫正患者对睡眠的非理性信念和认知。

四、意念导入性分析领悟技术

医生重点分析失眠的发病原因，尤其是第一次出现失眠症状的原因分析、治疗的过程、加重的原因及对药物的依赖情况等。

上述第三、四两种技术在治疗过程中结合应用，导入信息涉及一项关键的治疗技术——"信息模块"技术，此项技术是根据发展心理学和发展治疗学的原理，结合现代数字化技术，将"意念导入"的内容，构建不同阶段、不同状态，并且根据不同心理治疗需求而形成的"信息模块"。由于精神与心理疾病及其心理治疗的复杂性和语言表达的多样性，利用"信息模块技术"有助于初学者掌握 TIP 技术，治疗包括其他心理治疗的基本原则和导入方法。这项技术是对心理治疗技术的一大突破，为心理治疗的教学创造了一个崭新的教学模式。其作用原理是为应对初学治疗者技巧缺乏而设计的一种导入模式。根据我们对心理治疗中规范治疗和灵活治疗关系的认识，"信息模块"是比较规范的，同时也是非常有效的。其主要包括以下三方面：1."对症"治疗。采用不同的"信息模块"，针对入睡困难、多梦、早醒等不同的失眠症状进行认知、分析领悟治疗。2."对人"治疗。对不同人格和人格倾向制订不同侧重点的"在成长信息模块"，针对每一位患者的不同人格或不同人格倾向进行"再成长"治疗，如恐惧性（人格或人格倾向）失眠、依恋性（人格或人格倾向）失眠、焦虑性（人格或人格倾向）失眠、强迫性（人格或人格倾向）失眠等。3."对因"治疗。根据失眠前的各种生活事件引起的情绪变化和失眠后引起的情绪变化设计信息模块，对引起或（和）加重失眠症状的不同原因采用不同的"信息模块"进行治疗。

五、TIP 睡眠调控技术的应用

包括睡眠环境适应技术、"情绪—睡眠"外归因剥离技术、睡眠说知技术、睡眠信心增强技术、睡眠体验技术和睡眠减停药技术等。睡眠环境适应技术的作用在于，使患者对各种睡眠环境的适应能力和摆脱对睡眠环境的过高期待。"情绪—睡眠"剥离技术在于纠正不良情绪与失眠的认知，使患者认识到不良的情绪与睡眠之间无直接的因果关系，睡眠是最自然的心理生理过程，使患者不再惧怕失眠，建立起对睡眠的信心。

六、正常睡眠"前瞻"治疗技术

在对症治疗或分析领悟等之后，在低阻抗状态下对患者进行睡眠预期体验治疗，使患者提前进入当晚的睡眠过程中，使其提前体验自然的睡眠过程。这可以使治疗起效更快，巩固治疗的效果，还可增强失眠患者的睡眠信心，有利于后续的治疗，提高临床疗效。

以上为 TIP 治疗失眠的操作流程，每次治疗 20~30 分钟，2 次/周，8 次为 1 个疗程。经过不断的临床验证、总结、补充，已经趋于规范化，所有操作技术贯穿于失眠治疗过程的始终，根据患者的个体差异和治疗过程中的症状变化、程度等进行不同技术和治疗侧重的调整。患者的第一次治疗尤为关键，对提高失眠疗效和患者的依从性十分重要，这就要求医者能够对上述的病史采集、辨病过程、操作流程进行熟练掌握。对发病过程的机制路线图越清晰，对疾病的把握和理解越透彻，第一次的治疗效果就越明显，疗程越短。

TIP 技术治疗失眠的操作流程逐渐规范化以后，使 TIP 技术不仅适用于个体治疗，而且还可应用于团体治疗，也可结合行为疗法等其他的治疗方法。不可否认的是，每一种治疗方法都有其适用的范围，TIP 技术可以适用于原发性失眠、调节性失眠、急性失眠、生理心理性失眠、睡眠卫生不良综合征、异常性失眠、药物滥用所致失眠、精神障碍导致的失眠和内科疾病所致失眠等。

第四节　预后及预防调护

一、预 后

相对于继发性失眠而言，原发性失眠的病因比较单一，其心理发病机制和治疗也相对简单，疗程相对较短，预后良好。一般情况下，对于无明显人格倾向的失眠患者，经 TIP 技术对症治疗的当天晚上失眠症状便可以取得比较明显的改善，经过 3~5 次治疗后，能取得良好的临床疗效。而对于有明显的人格倾向的失眠病因和心理发病机制比较复杂的失眠患者，无论是药物治疗还是心理治疗都更为棘手，更容易复发。TIP 技术除治疗失眠外，对引起继发性失眠的原发心理疾病也有针对性的治疗。较之原发性失眠的治疗，继发性失眠的治疗除了解决失眠症状之外，更偏重于对原发性精神与心理疾病的治疗，和对其人格某些要素进行调整的"再成长"治疗，其疗程也相对较长，经过彻底治疗后，预后较好。

二、预防调护

主要包括以下几个方面：1.睡眠知识普及教育，包括对睡眠的认识和期望、对做梦的认识、身体症状与失眠的关系认识，以及增加对失眠治疗的信心；2.怡情易性，调整不良情绪，减少失眠的诱发或加重；3.培养良好的睡眠卫生习惯，避免睡前辛辣食物、咖啡、浓茶的摄入，限制午休时间，规律作息时间等；4.适当运动，保持规律的生活。

第六章
TIP 技术治疗失眠案例

第一节　辨症治疗

案例一：以入睡困难为主症

王某，女，52岁，一般人员。

主诉　入睡困难八年有余。

现病史　患者于八年前因患肠炎后总是担心自己的身体，出现入睡困难，每晚均需要2~3小时才可以入睡，经过治疗肠炎痊愈，但失眠仍未好转，服用各种西药与中药效果均不佳。

目前的睡眠状况　现晚上10点上床，入睡困难，不服药彻夜难眠，服用阿普唑仑2片半小时后可以入睡，眠浅易醒，醒后总是想之前生病的事情，担心自己的身体健康，难以再入睡，睡眠中感觉身体发凉。另白天心烦，纳差，疲乏无力，注意力不集中。

其他情况　患者平素性格内向、胆小，做事认真，追求完美。因父母宠爱有加对父母很依恋，成长顺利，没有经历过重大创伤性事件。

第一次就诊情况

望诊　表情轻松，微笑容，眉头舒展，舌质暗、苔薄白。

闻诊　声音洪亮，表达充分。

问　诊　患者主要以"入睡困难"为主症来医院求治，经询问病史，与 8 年前患肠炎有关。

切　诊　脉沉而有力。

完善相关检查　SDS、SAS、MMPI 等项检查未提示明显异常。

诊　断　原发性失眠症。

病史分析　由于成长经历顺利，没有遇到过重大挫折，8 年前的身体疾病引起患者早期的幼稚情绪反应，对身体症状过度担心，偶尔因肠炎导致失眠后，把早期幼稚情绪反应转移到对睡眠的关注上，带来对失眠的恐惧和身体症状的担心，睡眠信心下降，在过度追求完美的性格影响下导致失眠的长期不愈。

第二次治疗过程

治疗要点

1. 以人工诱导快速催眠的方法使其很快进入"低阻抗状态"，进一步深化诱导放松。

2. 放松 10 分钟后，使用 TIP 技术中的病史回顾技术，引导患者回顾病史，重新体验第一次失眠时的情景和焦虑情绪，释放患者压抑已久的不良情绪（患者轻声抽泣）。

3. 以语言暗示稳定其情绪，继续让其听放松音乐 5 分钟，情绪稳定。

4. 应用睡眠情绪剥离技术进行事件、情绪与睡眠的剥离，让患者理解睡眠是自然的过程，入睡困难的根本原因在于身体不舒服和对身体过度担心的情绪。睡不着后产生更多的焦虑和紧张，加重对失眠和身体健康的担心，不断形成恶性循环。打破恶性循环的关键在于把睡眠看做自然的事情，顺其自然地去睡眠。

5. 将患者唤醒，嘱其推迟上床时间，增加运动。

第三次治疗过程

问　诊　睡眠稍有好转，晚上 11 点上床，不需要服用药物 30 分钟左右也可入睡，中途易醒，醒来后仍需服用半片阿普唑仑帮助睡眠。

治疗要点

1. 听汪氏放松音乐 20 分钟，以快速催眠的方法使其很快进入"低阻抗状态"，并进行深化诱导。

2. 应用抗干扰技术针对患者的眠浅易醒症状进行对症治疗。抗干扰技术的具体实施：在患者完全放松的状态下，用拍手或者拍桌子的方式制造干扰，使患者恢复觉醒状态，再一次诱导其放松，并暗示：

这么大声的干扰都没有影响您的放松状态，说明您的抗干扰能力很强大，睡眠中途醒来的过程就像刚才干扰后觉醒的状态一样，只要放松很快就会再次进入睡眠状态。

此技术需要在治疗过程中反复应用。

3. 应用睡眠认知导入技术，对正常的睡眠分期、安眠药物的作用进行认知方面的导入，消除患者对中途醒来的担心以及对睡眠药物的依赖。

4. 应用睡眠再体验技术，让患者体验以往失眠状况下的睡眠状态和自然正常的睡眠状态，在体验的过程中发现并纠正患者对于睡眠的错误认知。

5. 应用睡眠信心增强技术，鼓励患者增加运动，晚睡早起，增强患者的治疗信心。

第四次治疗过程

问 诊　经过三次治疗后，入睡困难情况已有很大改变，而且睡眠较沉，停用阿普唑仑片后半小时左右也可入睡，自觉睡眠状态满意。

治疗要点

1. 用汪氏催眠放松功进行诱导放松，进入低阻抗状态。

2. 在低阻抗状态下，应用人格睡眠剥离技术，分析患者胆小认真的性格以及对身体和睡眠的过度关注也是失眠的重要原因，并进行人格与睡眠的剥离。

3. 再次应用睡眠再体验技术，引导患者体验自然的睡眠过程，进一步增强睡眠信心。

4. 结合行为疗法，指导患者白天增加活动，晚上推迟上床时间，恢复自然的睡眠习惯。

部分导入词

1. 深入诱导放松

现在，请您想象自己带着轻松愉悦的心情步入一个电梯，下面我每数一个数，电梯就会带着您升高一层，您是很安全的。随着我的引导让电梯带着您开始一段放松的旅程。好，现在电梯开始上升，1…2…3…4，电梯慢慢升高；5…6…7…8…9，电梯越升越高；10…11…12，电梯越升越高，外面所有的事物都离您越来越远；13…14…15…16，外面所有的烦恼与痛苦都离您越来越远；17…18…19…20，电梯继续升高，随着电梯的升高您抛弃所有的烦恼与忧愁，感受您的身体内部空空荡荡；21…22…23，电梯越升越高，您仿佛飘到了半空中，周围变得越来越安静。好，现在电梯门打开了，您走出电梯，仿佛进入了浩瀚的太空中，周围非常的安静。您飘在空阔而美丽的太空中，周围是一望无际的星空，您感觉到自己的身体变得越来越轻，周围什么声音也没有，您只能听到我的声音。现在您看着一颗星星飘到了您的眼前，多么美丽的一颗星星，您盯着它，看着它向远处飘走。那颗星星越飘越远，变得越来越小。您感觉自己的眼皮越来越沉，越来越沉，看到的那颗星星越来越小，越来越小，慢慢地您仿佛看不到它了，您的眼睛渐渐地合上了，眼皮越来越沉，您再也不想睁开眼睛了，外边任何的干扰都离您远去，您只能听到我的声音……

2. 针对入睡困难的部分诱导词

您的意念带动您的身心飘到您失眠的那天晚上，因为一直以来您总认为自己睡眠不佳，并对失眠后果产生无端恐惧、焦躁不安，这种焦虑心境反而导致失眠或使失眠加重。当您躺在床上，您就开始思考今晚会不会失眠，担心自己睡不着，担心睡不着带来第二天的精神疲惫、被动消沉和不适感。过度的担心和恐惧带来精神和身体的紧张，本来已有的睡眠感消失了。您开始翻来覆去睡不着，越睡不着您越担心、越焦虑；越焦虑您就越睡不着，不断陷入睡眠与情绪的恶性循环中。您想让自己赶紧入睡，却加重了对入睡的恐惧，破坏了自然的睡眠状态。您在恐惧和焦虑中度过每一个不眠的夜晚，失眠一步步加重。现在您明白了这个道理，不再早早上床去等待睡眠，而是做您想做和该做的事情，累了躺在床上，相信睡眠是一件自然的事情，不去担心和恐惧睡眠，先睡心后睡眠，很快就睡着了。

小 结　入睡困难为主诉的患者，多半在入睡前存在紧张、恐惧、焦虑情绪。治疗的重点在于把睡眠前的不良情绪与睡眠剥离，树立患者入睡的信心。另外，结合行为疗法让患者不提前上床等待睡眠。

经过治疗，患者对睡眠状况满意，自述不需要治疗，治疗结束。

案例二：以入睡困难为主症，伴有安眠药物依赖

陈某某，男，34 岁，初中，工人。

主 诉　入睡困难，早醒 4 年，加重 1 年。

初次失眠的情况　四年前因感冒去急诊输液，在输液过程中出现心慌和濒死感，非常害怕，回家后当天晚上出现失眠症状。

失眠加重的情况　一年前，因为胃病去医院治疗，反复多次住院，长期服药。生病期间，因为耽误工作，影响家庭收入，受到妻子的抱怨，内心苦闷，压力较大，失眠加重。

现在的睡眠状况　晚 11 点上床，入睡困难，服用安眠药物艾司唑仑一片后 10~20 分钟可以入睡，不服药物难以入睡。最差每晚睡 1~2 个小时，隔天能睡 5 小时。眠浅易醒，醒后难以继续入睡，头一天晚上睡不好，第二天晚上就可以睡好，总是隔天出现。白天疲乏无力，头痛头晕，易出汗；胃胀泛酸，吃饭尚可；大小便正常；脉滑数，舌质红、苔白。

其他情况　小时候受父母宠爱，很关心自己的身体，自幼体弱，但乖巧听话，做事认真，追求完美，做事总希望别人都能满意。16 岁来北

京打工，生活艰难，受了很多委屈。22 岁恋爱，25 岁结婚，现在有一个 3 岁的孩子，妻子比较强势，对生活条件要求较高，而自己长期生病，让妻子很不满意，经常吵架。

初次就诊情况

望 诊 表情痛苦，精神差，舌质红、苔白。

闻 诊 语声低沉，语速慢，语言连贯。

问 诊 了解患者失眠的详细病史。

切 诊 脉沉。

完善相关检查 SDS、SCL-90 检查未发现明显异常。

诊 断 原发性失眠。

病史分析 自幼父母宠爱有加，成长顺利。父母过度关注患者的身体，抗打击能力差。四年前因为感冒，在治疗过程中出现偶尔的心慌和濒死感，带着极度的恐惧情绪出现失眠。习惯了以前父母的照顾，期待妻子能给予更多的关心，但是一年前因为胃病住院治疗，在生病期间坚持工作又受到妻子的责骂，内心承受着来自生活和工作的巨大压力，失眠加重。

第二次治疗过程

听汪氏催眠音乐 20 分钟左右进入低阻抗状态。

治疗重点

1. 正向诱导，测试患者对 TIP 疗法的敏感性，应用合理暗示增强患者的治疗信心。

2. 在低阻抗状态下进行病史回顾，分析领悟失眠发生发展的全过程及原因，释放长期压抑的情绪，应用睡眠情绪剥离技术进行情绪与睡眠的剥离，让患者理解睡眠是自然的过程，入睡困难的根本原因在于身体不舒服和对身体过度担心的情绪。睡不着后产生更多的焦虑和紧张，加重对失眠和身体健康的担心，不断形成恶性循环。打破恶性循环的关键在于把睡眠看做自然的事情，顺其自然地去睡眠。

3. 应用睡眠再体验技术，引导患者体验正常的睡眠过程，增强睡眠信心。

第三次治疗过程

问诊 经过上次治疗，患者的睡眠改善，每晚可睡 6 小时左右，仍需服用艾司唑仑一片。

治疗要点

1. 应用睡眠认知导入技术和情绪睡眠剥离技术，对入睡困难进行进一步的巩固治疗，针对患者对睡眠时间的关注做分析领悟，引导患者正确地认识睡眠质量与睡眠时间之间的关系。

2. 应用睡眠认知导入技术和抗干扰技术，对睡眠浅、容易醒、醒后再入睡困难的症状进行对症处理。

3. 应用减药技术和睡眠信心增强技术，消除患者对催眠药物的依赖，树立睡眠信心。

4. 应用睡眠体验技术，引导患者体验第一次治疗后的睡眠过程，使患者看到自己的进步，也看到自己还没有彻底消除的情绪及对睡眠过度的关注，体验自然的睡眠状态，强化正常的睡眠过程。

5. 结合行为疗法改变患者的不良睡眠习惯，引导患者摆脱对睡眠的过度关注，把经历投入到工作和生活中，尝试与妻子真诚的沟通。

第四次治疗过程

问诊 经过两次治疗，患者睡眠状况改善，服用安眠药物半片后 20 分钟左右可以入睡，每晚可睡 6~7 小时，情绪好转，但是第二天仍有疲乏头晕的症状，希望改善白天不舒适的症状。

治疗重点

1. 应用睡眠人格剥离技术，主要针对患者认真、求完美以及过多关注身体症状方面进行导入，进行身体症状与睡眠的剥离，放弃对睡眠状态的过高期待和对完美睡眠状态的过高要求，引导患者把追求完美的个性从睡眠这一点上转移到生活工作的其他方面。

2. 综合运用睡眠调控技术，将患者对身体症状的关注与睡眠剥离开来，让其认识到入睡前对身体症状的过度担心也是失眠的重要影响因素，偶尔一次睡眠不好不会影响身体健康，患者的身体不适与很多因素有关，不能完全归因于失眠。

3. 继续应用睡眠再体验技术，强化正常自然的睡眠体验，巩固疗效。

4. 结合行为疗法，引导患者多运动、多沟通，多培养生活情趣。

相关诱导词节选

1. 正向诱导部分

现在，继续保持放松，注意您身体内部空空荡荡的感觉，想象头顶有一个火红的太阳（把手放在患者头顶部百会穴的位置），太阳传递出的热聚集在我的手心，我手心有一股温暖的热流，这股热流从您头部的百会穴慢慢向下延伸到您的头部、颈部、胸部、背部和腰部，现在您的腰部变得非常温热，如果您感觉您的腰部有了温热的感觉，请动一下您右手的大拇指（患者右手拇指动，说明患者比较敏感，可暗示性高）。很好，您现在很放松，您的神经系统非常敏感，您会更好地接受催眠治疗的信息，治疗效果会很好。

2. 减药部分诱导词

您的意念带动您整个身心飘到昨天晚上，您服用了 1 片催眠药物就很快睡着了，这就是上次治疗的效果。其实您并不用服用 1 片药物，以往您不服用药物就无法入睡正说明了您对药物身体上和心理上的依赖，这也是您从小形成的幼稚思维的一种体现，药物的催眠作用远远没有您想象得那么大。随着治疗效果的显现，您的身体和心理都得到了很好的调整，这是一个很大的进步。现在您把药物减少到半片也不会影响您的睡眠，并且，药物量减下来白天的一些副作用也会慢慢消失。现在您的意念带动您整个的身心飘回到今天晚上，11 点半以后您累了，您只吃半片药物，躺在床上先睡心后睡眠，很快就睡着了，没有任何担心和焦虑，像昨天晚上一样很快地进入了睡眠状态。

3. 身体症状与睡眠剥离的部分诱导词

您的意念带动您整个的身心再一次体验白天头晕、头疼、胃胀胃痛，神疲乏力、心情烦躁的感觉，您认为这些不舒服的症状都是由于晚上没睡好造成的，您相信只要能把自己的睡眠治好，这些症状就会消失了；只要能睡好，自己的身体、精神都会好起来。正是这种对于睡眠的错误认知和错误归因，使您对于睡眠和身体症状越来越关注。反过来，这种关注又会在晚上睡眠时转变为对失眠和由此引起的不舒服症状的恐惧和担心，这种过度的恐惧和焦虑情绪就会破坏您正常的睡眠过程，加重您的失眠，这样就不断地形成了"关注症状—失眠加重—关注失眠—症状加重"的恶性循环。其实，每个人都有睡不好的时候，也都有身体不舒服的时候，休息不好虽然会影响第二天的精神状态，但是您长期以来的身体不适并不是因为失眠引起的，而是因为您长期以来对于失眠和身体症状的过度关注引起的。其实您一直以来就是一个认真的人，从小到大形成了过于追求完美的性格，以至于在睡眠这个问题上您也是认真而追求完美的，您一直期待着完美的睡眠过程，追求着完美的身体状况，偶尔的一次失眠别人也许不会在意，而您却很关注，担心失眠会引起身体的不适。也许第一次晚上没有睡好，白天出现了一些不适的症状，您就关注到了这种不适的症状，并因此而感到焦虑。到了晚上，您也把这种焦虑的情绪带到了睡眠的过程中，破坏了正常的睡眠过程，又一次失眠。不断地恶性循环，就形成了您认为的您的身体症状是由失眠引起的，进而产生对于失眠的过度焦虑。现在您应该明白了，只要您不再过度地关注睡眠，不再追求完美的睡眠过程，顺其自然，放下顾虑，您就会睡得越来越好。

小 结　此患者的入睡困难不仅表现在睡眠前会产生睡眠紧张和恐惧，还表现在对是否服用安眠药物的焦虑上，所以治疗过程中对于减药问题应该给予对症处理。经过主要的 3 次治疗后，患者将药物减到半片，重复治疗 2 次后，药物完全停掉，白天没有不适症状，自觉睡眠状况满意，自主结束治疗。

案例三：以睡眠过程中途易醒为主症

李某某，男，62 岁，某公司总经理。

主 诉 睡眠中途易醒 10 余年，加重 3 年。

第一次失眠情况 10 年前因为工作上的问题与同事意见不和，当众发生争执，最后没有辩论过对方，感觉很丢面子。当晚回家后，半夜醒来一直想白天发生的事情，心情烦躁不能再入睡。自此每晚都会在不固定的时间醒来，醒后入睡困难，后服用中药症状好转。

失眠加重的情况 3 年前去逛商场，因为琐事与别人发生争吵，当时人很多，觉得很丢人，晚上睡眠中途醒来，控制不住地想白天的事情，一直到天亮都没有再睡。自此又出现早醒的症状，且醒来后再入睡的时间较之前更长。

现在的睡眠状况 每天晚上 11 点上床，30~60 分钟可入睡，每晚能睡 3~4 小时，但睡眠浅，中途易醒，醒后总是控制不住地想事情，再入睡需要 1~2 小时。心情烦躁，经常莫名的紧张焦虑，严重影响了日常的工作及生活。脱发，脑鸣，目涩，记忆力减退；食可，二便可；舌暗红，苔薄白，脉弦。

其他情况 患者平时做事认真，争强好胜，从小到大都非常优秀，很受身边的人喜欢，父母都非常宠爱，没有经历重大创伤性事件。

初次就诊情况

望 诊 表情正常，谈笑自如，无痛苦貌。舌淡红，苔薄白。

闻 诊 声音正常，善言谈，较少沉默。

问 诊 中途易醒 10 余年，加重 3 年。通过问诊明确失眠的原因。

切 诊 脉略弦而有力。

完善相关检查 SDS、SAS、MMPI 等项检查只提示轻度焦虑。

诊 断 原发性失眠症。

病史分析 由于患者自幼受到家人过度的保护，一直很优秀。目前担任单位的领导，自尊心较强，逐渐形成了认真和争强好胜的性格。10年前跟单位同事发生争执，自尊心受挫，带着恼怒的情绪睡眠，偶尔一次在睡眠过程中醒来，想起白天的事情再一次引发愤怒的情绪，无法再次入睡，之后把过度认真的性格关注到了睡眠上，并因此导致对睡眠中途易醒的恐惧和焦虑.3年前在商场与人争执，仿佛10年前的情景再现，再一次引发恼怒情绪，加上之前体验过失眠带来的痛苦感受，对睡眠更加关注，导致失眠加重，引发了一系列焦虑情绪，导致目前失眠与焦虑状态的出现。

第二次治疗过程

治疗重点

1. 用汪氏催眠放松功进行诱导放松，15分钟后患者放松效果不佳，采用人工深入诱导放松法，患者很快进入低阻抗状态。

2. 在低阻抗状态下应用正向诱导法，诱导患者体验腰部温热的感觉，暗示其神经系统非常正常，对治疗非常敏感，增强患者的治疗信心。

3. 引导患者回忆从小到大经历的一些伤心委屈痛苦的事情、恐惧害怕担心的事情，在情感方面不愿意跟别人说的事情，轻松快乐幸福的事情后，再一次诱导放松，体验全身放松的感觉，暗示唤醒后身体会非常舒服，头脑清醒，眼睛明亮。

4. 再放松10分钟后将患者唤醒，考虑患者有焦虑状态存在，为进一步了解其成长和发病过程，给患者布置提纲式作业，嘱患者回去后独立完成，坚持治疗。

第三次治疗过程

第二次治疗后感到身体很轻松，表示比较舒服，回去后身心比较放松，情绪好转，焦虑状态减轻，但是睡眠状况未改善。

治疗重点

1. 应用音乐放松 15 分钟后，根据患者的提纲式作业作病史回顾及分析领悟。在回忆病史的过程中充分应用共情技术，重点回顾事件发生时的感受。

2. 患者在病史回顾过程中情绪反应强烈，面部表情痛苦，并伴有眼泪流出，及时给予鼓励，释放患者压抑已久的情绪，给予必要的安慰，再一次音乐诱导放松。

3. 音乐诱导放松 5 分钟后患者情绪平稳，再次进入低阻抗状态，在此状态下重点分析患者在成长过程中形成的过于要强和追求完美的性格以及较差的情绪控制能力是发生失眠的根本原因，并应用睡眠剥离技术进行人格、情绪与睡眠的剥离。

4. 将患者唤醒，询问治疗中的感受。患者表示回顾病史时很伤心，但是哭出来后心理轻松了很多，再次放松后感觉很舒服。

第四次治疗过程

问 诊　情绪好转，晚上 11 点上床，入睡比以前快，仍有中途易醒，但是醒后烦躁焦虑的感觉减轻，白天不舒适的感觉减轻。

治疗要点

1. 用汪氏催眠音乐进行诱导放松，15 分钟后患者进入低阻抗状态。

2. 在低阻抗状态下，应用睡眠情绪剥离技术和睡眠认知导入技术，分析领悟失眠发生发展的全过程及原因，释放患者长期压抑的情绪，并进行情绪、人格与睡眠的剥离，重点针对吵架后不良情绪进行疏导和剥离。

3. 针对中途易醒问题应用抗干扰技术进行对症处理。

4. 使用认知导入技术，对成长过程中的关键点进行全程认知治疗。然后以语言暗示，点出其成长过程中一些影响其人格成长的关键事件，观察其反应，稳定其情绪。

5. 应用睡眠体验技术，引导患者体验正常的睡眠过程，强化睡眠的自然性，应用睡眠信心增强技术增强患者的睡眠和治疗信心。

第五、第六次治疗过程如前

治疗重点

1. 睡眠情绪剥离，增强患者不良情绪的自我控制能力。

2. 事件及人格睡眠剥离，分析患者的吵架经历，由于患者平时争强好胜的性格使得不良情绪被固化了下来，带着幼稚的情绪反应入睡，在睡眠中出现偶尔的睡眠中途醒来，醒来后不断思考白天的事情，引起大脑的兴奋，难以很快入睡。由于患者不合理的思维，将早醒与吵架进行了不恰当地连接，加上过于认真的性格应用到睡眠中，对睡眠和中途醒来过度关注和恐惧，形成情绪与失眠的恶性循环。

3. 应用抗干扰技术，增强患者的抗干扰能力，减少对睡眠中途易醒的恐惧。

4. 应用睡眠再体验技术，反复强化自然的睡眠过程，放弃对睡眠的过度关注。

5. 应用睡眠认知导入技术，针对患者对失眠的错误认知进行认知矫正治疗。

6. 结合行为疗法，改变患者的不良睡眠习惯。

相关诱导词节选

1. 中途易醒部分诱导词

现在您想象着在中途醒来的情景，过去的您一旦中途醒来，便开始担心中途醒来过多会引起身体症状，开始担心第二天不舒服，开始担心影响第二天工作，正是这种潜意识中的负性观念，正是这种期望自己能够一觉睡到天亮，一次都不要醒来，或者尽量不要醒来，或者少醒来几次的这种追求完美睡眠状态的意念干扰，加之把平时对待工作的那种执著的、完美的关注，转移到了睡眠问题上，才导致了中途醒来后睡不着，破坏了那种自然的睡眠状态。

您再一次想象您在中途醒来的情景，仿佛轻轻告诉自己，您很快就睡下去了。因为在中途醒来以后，整个大脑皮层绝大部分还是处在睡眠状态，只要您不再担心自己是否能睡着，不担心睡不着怎么办，不担心睡不着后第二天难受的感觉，您把中途醒来当做是一个自然的事情，根本没有一点担心自己还能不能再睡下去的问题，反而能很快再睡下去。因为晚上醒来上趟厕所后的状态，跟白天的清醒状态是不一样的，只要您从心底深处彻底的地摆脱对中途醒来的情绪干扰，先睡心后睡眼，您自然会睡得越来越深，越来越沉，能很快平静下去，您的植物神经系统功能已经处在正常状态。一旦您从心底深处接受了这个观念，您晚上上床后，先睡心后睡眼，醒来之后自然地再一次先睡心，那您很快就睡下去。中途醒来后无论什么干扰，您整个身体和大脑都处在抑制状态，只要您不担心，排除掉害怕不能再睡下去的感觉，实际上很容易就睡下去了。

2. 布置提纲式作业部分诱导词

现在继续保持这种放松的状态，在这种状态下您的身体各个系统都很放松，大脑更加放松；在这种放松的状态下您潜意识中曾经被压抑的、记忆深处曾经有意或者无意忘记的一些事情都会浮现在眼前，尤其是那些经历过的伤心、委屈、痛苦的事情；害怕、担心、恐惧的事情；在情感和性方面难以启齿的事情；那些开心、快乐、幸福的时光；那些您最信任、最依赖的人您都会回忆得非常清楚。回忆起来可能有点难过，没有关系，您不必压抑自己的情感，自然地表露出来。勇敢地正视过去，才能更好地面对未来。回到家里您可以把您想到的事情，尤其是小时候的事情以及当时的感受都写下来，不用让别人看，您自己写就可以，写完后我们再一起讨论，这样会更快地让我了解您，制订下一步的治疗计划。您放心，我会对您写的内容保密，您可以大胆放心地去回忆去写，去感受当时的感受。

小 结　因为此患者来就诊时焦虑较重，所以先采取缓解情绪的方法进行切入治疗，通过让患者写提纲式作业的形式进一步了解更多的病史，有利于治疗的顺利进行。睡眠过程中容易觉醒的患者，主要是因为长期担心自己会醒来，醒来后再也难以入睡。因中途反复醒来感到焦虑和恐惧，所以，治疗重点是提高患者的抗干扰能力，并且让患者认识到中途醒来是正常的。每个人都会在浅睡眠的过程中醒来，是自己对中途醒来的担心和过度关注造成了醒来后的再入睡困难。

经过七次治疗，由于患者身为公司总经理，公务繁忙，把汪氏催眠放松音乐带回家，每日两次自我训练。三个月后随访，异常高兴；半年后恢复如初，失眠未复发。

案例四：以睡眠浅为主症

高某某，女，54岁，售票员。

主诉　眠浅易醒3年，加重2个月。

第一次失眠的情况　患者3年前因丈夫去世而悲伤过度引起失眠，主要表现为睡眠浅，易醒，夜醒4~5次，醒后可以再次入睡。晨起自觉没有休息好，头晕乏力。

失眠加重的情况　最近两个月来因为家庭矛盾失眠加重，自诉整晚都处于浅睡眠状态，仿佛睡着后还能听见周围的声音，稍大一点的声音都会被惊醒，醒后需要20分钟左右可以再入睡，但是仍处于浅睡眠状态，每晚醒7~8次。晨起头晕，乏力。前来就诊，担心安眠药物的副作用，希望通过中药和心理疗法进行治疗。

现在的睡眠状况　晚上9点上床，30分钟可进入迷迷糊糊、似睡非睡的状态，整晚上都处于这种状态.睡眠中还能听到周围的各种声音，稍大一点的声音便会惊醒，醒后需要20分钟后才可再次进入似睡非睡的状态。早晨6点起床，中午午睡1小时。

初次就诊情况

望诊　表情痛苦，双目无神，眼圈发黑，面色发黄，舌质暗，苔白。

闻诊　声音低沉，语速慢。

问 诊 通过问诊了解到患者初次失眠原因：与丈夫自由恋爱，婚后丈夫细心体贴，但于三年前突发肝癌去世。丈夫去世后患者感觉自己没有了依靠，担心以后的生活无法继续，故对丈夫非常思念，出现失眠。

最近加重的原因 生有一个儿子，已经结婚，单独居住。两个月前因儿子想要自己搬去同住，但儿媳有意见，与儿媳及其家人发生了矛盾，患者觉得自己成了孩子的负担，没有了依靠，失眠加重。

其他情况 患者有两个姐姐、一个弟弟。小时候母亲对自己比较冷漠，很少关心。自幼听话顺从，从来不敢反抗母亲，渴望母亲能像关心姐姐、弟弟一样关心自己；跟父亲感情较好，父亲总是在自己受委屈的时候给予安慰。父亲于 10 年前去世，至今提起父亲都会很伤心。丈夫突发肝癌，2 个月后去世。丈夫生前对自己呵护有加，给予了父亲般的关爱。平时患者性格内向，胆小，做事认真，追求完美。

切 诊 脉沉细。

完善相关检查

心理检查：SDS、SAS、SCL-90 未见明显异常。

睡眠检查：PSQI 提示 14 分，多导睡眠监测提示 3、4 期睡眠缺乏，觉醒次数过多。

诊 断 原发性失眠。

病史分析 患者自幼受到母亲的冷落，缺乏安全感，生性胆小，期待关爱，对父亲比较依恋。结婚后与丈夫关系较好，老公对自己关爱有加，将对父亲的依恋转移到对丈夫的依恋上。丈夫去世后依恋丧失，无法承受丧夫之痛，产生孤独害怕的不良情绪，过度担心自己以后的生活，产生预期性焦虑，引发内心的不安全感，出现睡眠浅容易醒的症状。两个月前儿子要接自己同住，儿子成了患者唯一的依恋转移对象，面对儿媳的反对，再一次感觉即将失去儿子的关爱，不安全感再一次加重，加上跟儿媳吵架过程中出现委屈、气愤、怨恨等不良情绪，失眠加重，失眠后把所有注意力都集中在睡眠上，不断寻找较好的睡眠感觉，期待完美的睡眠过程，强化了对睡眠的恐惧感，失眠加重。

第二次治疗过程

治疗要点

1. 用汪氏催眠放松功进行诱导放松，15分钟后患者放松，继续采用深入诱导放松法，患者很快进入低阻抗状态。

2. 在低阻抗状态下应用正向诱导法，诱导患者体验腰部温热的感觉，暗示其神经系统非常正常，对治疗非常敏感，增强患者治疗信心。

第三次治疗过程

问 诊 主诉经过上一次放松治疗，晚上睡眠稍有改善，睡觉前心情比较放松。

治疗要点

1. 听放松音乐20分钟后开始治疗。首先进行病史回顾，分析失眠发生发展的全过程，让患者领悟到失眠与自己因丈夫去世而产生的不良情绪有关，并进行情绪剥离。

2. 纠正患者对睡眠的一些错误认知，如睡眠浅是绝对不好的；上床越早越好；睡的时间越长越好。

3. 应用睡眠再体验技术，让患者体验以往每天晚上眠浅的睡眠状态。再飘到今天晚上，体验正常的睡眠过程，并应用抗干扰技术，让患者增强睡眠中的抗干扰能力。

第四次治疗过程

问 诊 主诉经过上次治疗，睡眠状况好转，晚上睡前不再紧张，也有了沉睡的感觉，只是还有中途易醒情况发生。

治疗要点

1. 分析患者的失眠与从小到大形成的依恋型人格及追求完美的性格有关，使患者领悟到摆脱对别人的依恋，活出自我的重要性，并明白睡眠是一件自然的事情，不必要过度认真，不再追求完美的睡眠状态。

2. 正常睡眠过程的再体验，配合抗干扰技术，消除患者对中途醒来的担心和恐惧。

3. 配合行为治疗，鼓励患者白天加强锻炼，寻找自己新的兴趣爱好，新的情感，使其忙碌起来。晚上推迟上床时间，早晨早起，缩短在床上的时间，提高睡眠质量。引导患者转移对睡眠和身体症状的关注，多运动，多交流，多寻找兴趣爱好。

4. 应用睡眠信息增强技术，减少患者对睡眠的恐惧和过度关注，增强治疗信心。

第五次治疗过程

问 诊 主诉睡眠好转，夜间醒来次数减少，偶有梦到自己和丈夫在一起时醒来，醒后总是思念自己的丈夫，但是可以再次入睡。

治疗要点

1. 导入有关生老病死自然现象的认知，让患者领悟到故去的亲人不能复生，生者更好地生活才是对逝者最好的安慰，鼓励患者寻求新的情感寄托。

2. 正常睡眠过程的再体验。引导患者再次体验正常的睡眠过程，增强睡眠的信心。

相关诱导词节选

您的意念带动您整个的身心飘到您丈夫去世的那一天，曾经跟自己最亲的人，曾经自己最深爱的人就这样永远地离开了您，从此您的生命中再也不会出现这个人的影子，从前的快乐幸福时光，也随着他的离去而一去不复返了，以后的无数个日子里再也没有他的陪伴，再也听不见他的声音，看不到他的容颜，这对于您来说是一件多么残忍的事情啊！但是生老病死是自然界的法则，是世间万物必须经历的过程，是任何人都不能逆转和违背的。我们从一出生就注定要经历人生生老病死的全过程，只是在这个过程中有的人先离开了，他们的离开必定给活着的亲人带来巨大的悲痛。因为人是有感情的，亲人离开了我们，同时带走的还有我们对他的感情和思念，因此我们对离去的人会更加念念不忘，这也是正常的。虽然死亡作为一个沉重的话题我们都不愿提起，但它又是客观存在，是我们无法逃避的，与其我们天天生活在亲人离世的悲痛中无法自拔，还不如想想自己应该怎样更好地生活下去。俗话说：逝者已逝，生者如斯。去世的亲人走了，他们还有很多未完成的心愿和责任，相信在他们离开的时候，一定会有对于生者的不舍，对自己未尽完责任的牵挂，他们一定希望活着的人能够好好生活下去，替自己完成未尽的心愿与责任。您作为他的亲人，他在世的时候对您那么关爱，现在他离开了，带着对您的牵挂离开了，所以您有责任好好生活下去，替他去照顾好自己，照顾好身边他最放心不下的人，努力帮助自己身边的亲人，从失去亲人的悲痛中走出来，做身边人的榜样，给身边的人希望，而不应该像现在一样一直沉浸在悲痛中不能自拔。您如果继续这样下去，不仅不能照顾身边的人，不能帮助已逝亲人完成未尽的心愿，还需要身边的亲人来照顾您，安慰您，您这样让身边的亲人在承受失去亲人痛苦的同时还要承担照顾您的责任，这对于他们是最残忍的事情，相信已逝的亲人也不愿意看到您现在的样子。既然生老病死是我们无法改变的法则，人死不能复生，活着的人才是最需要安慰和关心的人。您已经是成年人了，这么多年的生活经历已经磨炼了您坚强的意志和勇气，无论面对什么样的痛苦您都应该以成熟的方式去应对，肩负那么多的责任和期望。您只有乐观积极地生活下去，才能让去世的亲人得到安慰，才可以让在世的亲人过得幸福快乐。

现在您明白了这些道理，今天回家后您就要努力调整自己的心态，积极地面对以后的人生，把对逝者的思念转化成自己前进的动力，多关心一下身边的亲人，给他们希望和鼓励。人的内心都是很强大的，精神的作用也是无穷的，只要您从心底深处明白了生与死的意义，愿意做出改变，在我们的帮助下，您一定会很快走出现在的痛苦，恢复以往的开心与快乐。

小　结　本案例以自觉睡眠较浅为主症的患者多是由于担心自己会睡

不好而强迫自己早早上床，通过延长在床时间来获得充足睡眠。这种认识是极端错误的，治疗重点在于消除这种错误认知，训练患者正常的睡眠习惯。患者经过四次治疗后睡眠状况得到改善，晚上11点上床，半小时内可以入睡，睡眠较深，偶有中途醒来，之后很快可以再次入睡；早晨7点起床，醒来后自觉精神良好，心情舒畅。患者对睡眠状况满意，治疗结束。

案例五：以早醒为主症

唐某某，女，56岁，退休。

主 诉 早醒3个多月，加重2周。

第一次失眠的情况 3个月前由于感冒发烧一周，夜间发热影响睡眠，出现早醒症状。自此夜间早醒间断发作，时好时坏，每天晚上11点上床，入睡正常，凌晨2~3点觉醒，醒后再也无法入睡。

失眠加重的情况 两周前由于跟家人吵架，情绪烦躁，早醒症状加重。

现在的睡眠情况 晚上10点上床，20分钟左右入睡，凌晨2点左右觉醒，醒后无法再入睡，一直躺在床上等待天亮。白天心情烦躁，头晕头痛，食欲下降，二便正常，脉弦细。

其他情况 在家排行老大，责任心强。平素性格认真，追求完美。单位骨干，工作兢兢业业，严格要求自己，多次受到表彰，55岁退休，到发病时正好退休半年。退休后曾主动要求继续工作，但没有被返聘，心里很不舒服。认为自己老了，自我感觉记忆力下降，身体虚弱，非常不能接受自己目前的状态。

初次就诊情况

望 诊 表情痛苦，无笑容，眉头紧锁，舌尖红，少苔。

闻 诊 声音正常，表达较少。

问 诊 早醒3个多月，近2周加重。经过问诊了解到患者以往很少生病，3个月前连续一周感冒，后感觉身体很虚弱，为此非常担心，出现失眠的问题后更加担心。全家人都开始关心患者的健康，两周前因为去医院做体检不想让儿子请假，老伴却偷偷告诉了儿子，导致儿子耽误了工作被领导批评，因此与老伴发生争吵，失眠加重。

切　诊　脉弦细无力。

相关检查

心理检查：SDS、SAS、MMPI 等项检查未提示明显异常。

睡眠检查：PSQI 提示 12 分。

诊　断　原发性失眠症。

病史分析　患者失眠出现在退休后，以前是个工作非常认真勤劳的人，退休后因为没有被返聘回归家庭生活，产生失落感。偶尔一次感冒后觉得自己身体虚弱，不能接受自己这种状态，为此焦虑不安。但是考虑感冒并不是引起失眠的根本诱因，需要继续进行病史挖掘。

患者要求通过中药来调理，第一次给予心理治疗，根据中医辨证给予中药汤剂，7 剂，中午和晚上饭后半小时各服用一次。

第二次治疗过程

问　诊　时隔三周后，自述服用 2 剂汤药后，治疗效果很好，每天安然入睡。七天后拿着同样的方子到当地药店抄方，继续服用 7 剂，没有任何疗效，失眠再次发作，前来复诊。

治疗重点

1. 经过分析，患者可暗示性高，药物的心理安慰作用较大，要解决失眠的根本问题还需要做心理治疗，于是仅对原方稍作加减，并告之此病如加上心理治疗效果会更好。经过介绍 TIP 治疗技术后患者愿意配合治疗。

2. 应用汪氏催眠放松音乐诱导放松，10 分钟后患者进入低阻抗状态。

3. 在低阻抗状态下应用正向诱导法，诱导患者体验腰部温热的感觉，暗示其神经系统非常正常，对治疗非常敏感，增强患者治疗的信心。

第三次治疗过程

问 诊 患者反应上次治疗效果很好，回去后睡眠状况有了很大改善，晚上 11 点上床，20 分钟左右入睡；4 点钟醒，醒后一直想着治疗的事情没有再入睡，6 点起床，白天仍觉身体虚弱。

治疗重点

1. 应用汪氏催眠放松音乐 10 分钟后，患者进入低阻抗状态。

2. 使用病史回顾技术和睡眠情绪剥离技术，引导患者回到了 3 个月前，回忆当时感冒的情景，并进行事件、情绪与睡眠的剥离：

感冒本身并不引起失眠，一定是您在感冒之前出现了生气的事，这些生气的事，使您感到"闹心"，于是您就感冒了，或者感冒加重了您的烦恼，于是您出现了情绪变化，引起了失眠。一旦失眠以后，失眠的痛苦便暂时掩盖了感冒之前的心理矛盾冲突和痛苦，因此，您开始关注自己的身体和失眠症状了，这样就破坏了您原来自然的睡眠状态。

3. 再一次人工诱导患者放松，再一次应用正向诱导法使患者产生温热感，在此基础上暗示患者神经系统很敏感，身体状态非常好，增强患者对身体的自信。

4. 患者被唤醒后感到非常惊奇，说："医生，您太神奇了，您怎么说得这么准确，我就是在感冒之前有了生气的事。"说着说着，眼泪都要出来了。可见在病史回顾过程中，可以凭借医生的经验，挖掘出患者隐藏的一些对治疗有价值的信息。经询问，原来在 3 月前儿子将 7 万多元钱给了朋友，让朋友帮助买一辆旧车，当时由于是朋友，碍于面子，未能让对方打收据。经过一段时间后，朋友并没有把车买来，也不谈还钱的事。由于没有收据，没有任何证据，无法找朋友要钱，又无法打官司，几万元前就这样没了，心里很窝火，导致睡眠时总想这些事情，出现了失眠。

第四次治疗过程

问 诊 患者睡眠状况与上次治疗时一样，但是白天疲乏的症状减轻，情绪大为好转。

治疗重点

1. 应用汪氏催眠放松音乐 10 分钟后，患者进入低阻抗状态。

2. 再一次应用病史回顾技术，对上次患者讲述的病史进行回顾，并结合情绪睡眠剥离技术释放患者的压抑情绪，让患者的意念回到了四月份，回忆感冒之前的情景。可以看出，患者表情十分痛苦，虽然未流出眼泪，但眼睑、嘴角抽动，同时作进一步分析：

> 正因为这次事件，造成了您的焦虑，这种长时间焦虑的问题无法得到圆满的解决，又无处诉说，从而导致您免疫力下降而患感冒；一旦感冒以后，您的心情就更差，感冒与焦虑两叠加，互为因果，这种痛苦无法自拔，所以您开始失眠。一旦失眠，您肯定要治疗失眠，肯定认为是自己身体病了，于是多方寻求治疗。在这个治疗过程中，您开始把注意力关注到失眠上来，于是破坏了您原来自然的睡眠状态，同时也减轻了您原来那种剧烈的矛盾与心理冲突，那个痛苦减轻了，失眠却越来越重了。

3. 应用睡眠认知导入技术，纠正患者对睡眠的不正确认知，消除对失眠的恐惧和过度关注。

4. 治疗结束后，患者感到这几个月来从来没有这样轻松过，由于患者坚信中药的作用，于是再开一点中药以安慰。

第五次治疗

问 诊　患者主诉上次治疗之后，睡眠质量改善很快，现在只是偶尔早醒。

治疗重点

1. 应用抗干扰技术和睡眠信心增强技术，对早醒的症状进行对症处理。

2. 反复应用睡眠再体验和抗干扰技术，使患者体验自然的睡眠过程，增强睡眠信心。

3. 应用睡眠认知导入技术引导患者正确地认识睡眠，放弃对完美睡眠状态的追求和对睡眠时间的过度关注。

4. 配合行为治疗，鼓励患者白天加强锻炼，寻找新的兴趣爱好，新的情感，忙碌起来。晚上推迟上床时间，早晨早起，缩短在床上的时间，提高睡眠质量。引导患者转移对睡眠和身体症状的关注，多运动，多交流，多寻找兴趣爱好。

第六次治疗

问 诊　患者睡眠已经恢复到以前的状态，希望自己可以找点事情做，继续为社会做贡献。

治疗要点

1. 通过分析领悟，让患者看到自己性格中存在的一些问题，接受不完美的现实状况，认识到身体并不虚弱，只是因为心理上的失落带来了无力的感觉。鼓励患者继续发挥自己的余热，去做自己想做的事情，从失落中走出来。

2. 应用睡眠减药技术和睡眠信心增强技术，帮助患者摆脱对中药和治疗的依恋。

相关诱导词节选

你的意念带动你整个的身心飘到你第一次失眠之前，那个时候一定发生了一些事情，出现了一些状况，无论那些事情是开心的还是难过的，是令人兴奋的还是紧张的，它们一定引起了你情绪上的波动。由于控制情绪的能力较差，你带着那些情绪去睡眠，期待用睡眠的方式来让自己平静下来，但越是想睡着就越睡不着，越睡不着就带来更大的焦虑。那些特殊的经历，第一次失眠的痛苦在你的内心深处留下至今都无法消除的影响，一些不好的经历你甚至到现在都不想再去回忆，你选择去忘记那些不愉快的经历，压抑自己当时的不良情绪，这是失眠的重要诱因。只有勇敢去面对，才能解除内心的压抑，走出过去的阴影，放松下来睡眠就会恢复它自然的状态。

小 结　本案是以早醒为主症的案例，因为偶尔一次早醒，引起不良情绪体验，固化了自己会早醒的观念，从而形成不良的自我暗示。治疗以消除患者对早醒的过度关注，引导患者醒后可以继续入睡。本案例特殊之处，在于患者由于要强的个性和对医生的不信任没有说出自己失眠的真正原因，产生了阻抗。随着治疗的推进，在重新进行病史回顾的过程中发觉原因，边治疗边挖掘，收到较好的疗效。继续巩固治疗三次后，患者能够很快入睡，每天能睡 6~7 个小时，早醒症状完全消失。PSQI 提示 7 分，恢复正常。告诉患者可以停止治疗，继续加强交流，增加各项活动，如果遇及特殊事件引起情绪问题，可以随时来治疗。

案例六：以定点早醒为主症

王某某　女，45 岁，教师。

主　诉　失眠，入睡困难，早醒 6 年，加重 2 年。

第一次失眠的情况　患者 6 年前因为开一个很重要的会议准备材料到凌晨 2 点，出现第一次失眠。以前患者作息规律，晚上 10：30 准时上床睡觉，睡眠状况很好，每晚能睡 7~8 小时。第一次失眠后再也无法恢复以前的睡眠状态，入睡困难，必须 10：30 上床睡觉，过了这个点就会彻夜不眠。早晨 4：15 准时醒，醒后难以继续入睡，第二天自觉头痛，眼睛干涩，精力不足。

目前的睡眠状况　晚上 10：30 准时上床，睡前不敢从事任何活动，躺在床上 2 个小时左右可以入睡，眠浅，易醒。每天早晨都在 4：15 准时醒来，醒来后看表，难以继续入睡，在床上躺到 6 点起床。

其他情况　患者平素性格认真，对自己要求较高，做事中规中矩，得到领导的赞赏。小的时候父母管教严厉，一直很听话、很顺从。因为睡眠问题感到非常苦恼，服用中药有效，但是停药后会复发。服用西药后第二天出现头痛头晕的症状，因害怕西药的副作用，希望通过中药和心理治疗，前来就诊。

初次就诊经过

望　诊　患者表情痛苦，眉心紧锁，面色黯淡，舌质暗，苔腻。

闻　诊　患者声音洪亮，语速较快，急切地表达自己失眠的痛苦。

问　诊　经过问诊得知患者第一次失眠是因为六年前开会，领导指明患者发言，于是晚上一直紧张地准备材料到凌晨 2 点，睡前心情比较激动，兴奋，失眠了，4点多就起床收拾材料赶往会场，当天发言很顺利，晚上回家感觉很累，躺在床上却怎么也睡不着，第一次失眠发生了。自此以后失眠间断发作，第二天有事时失眠加重，一直间断服用中药治疗。

切 诊 脉弦涩。

完善相关检查

1. 心理检查：SAS 显示轻度焦虑；SDS 未见异常；SCL90 显示强迫70，焦虑72；其余正常。

2. 多导睡眠监测显示：睡眠潜伏期延长，总睡眠时间较短，睡眠结构正常。

病史分析 患者自小父母管教严厉，性格认真，做事刻板，有强迫倾向。因为工作上的重要事件熬夜，打破了以前规律的睡眠状态，出现暂时不适应性的失眠，但患者把自己认真的个性转移到了睡眠上，表现为对睡眠时间的过度关注，容易把偶尔醒来时的时间点固化下来，不断消极地自我暗示，加重对睡眠的焦虑和恐惧。

第二次治疗

治疗重点

1. 听汪氏催眠放松音乐15分钟，患者进入低阻抗状态，通过正向诱导，暗示患者对治疗很敏感，增强患者治疗的信心。

2. 应用病史回顾技术和情绪睡眠剥离技术，引导患者回到第一次失眠时的情景，重点感受当时为了完成工作熬夜的辛苦和不情愿，对于第二天能否顺利完成任务的预期焦虑，并带着这种不良情绪睡眠的过程，释放患者压抑的不良情绪。

3. 运用睡眠人格剥离技术，分析患者人格中的强迫倾向与睡眠过程中定点早醒症状的关系，并把这种人格与睡眠剥离开。

4. 应用抗干扰技术和睡眠再体验技术，重点针对患者的定点入睡和定点早醒进行对症治疗。

第三次治疗

问 诊 患者主诉，睡眠状况改善，治疗当天晚上没有早醒，第二天中途醒来了看表时发现不是 4:15，很放松，很快就睡着了，一直睡到 6 点，白天不舒服感觉消失，自觉很满意。

治疗重点

1. 应用睡眠再体验技术和抗干扰技术，强化体验正常的睡眠过程，使患者恢复自然的睡眠过程，消除对睡眠的恐惧感。

2. 应用睡眠信心增强技术，增强患者的睡眠信心。

3. 应用睡眠再体验技术，引导患者体验正常的睡眠过程，淡化对早醒和时间点的关注。

4. 结合行为疗法，鼓励患者打破平时睡眠的固定时间点，累了困了再去睡眠，无论几点醒来都不去关注，恢复自然睡眠。

第四次治疗重点同前，进一步巩固疗效。

相关诱导词节选

针对定点早醒的部分诱导词

您一直是个很认真的人，无论做什么事情您都严格地要求自己做到最好，不允许有一点的差错。您在无意间把这种认真的性格带到了睡眠中，把认真刻板的做事风格也带到了睡眠中，您严格地按照自己订好的作息时间来休息。偶尔一次，由于某种原因没有按照作息时间睡觉，出现了难以入睡的状况，那天您躺在床上反复看着时间，辗转反侧，久久不能入睡的情景，你一定还能回忆得非常清楚，那是多么漫长和痛苦的一个晚上啊，偶尔一次的失眠就被您担心和恐惧的心理定格在那个时间点，加上您平时认真的个性，更容易把平时睡眠的那个时间点固定下来，一旦过了那个固定的时间点，您就认为自己一定会睡不着，不断地给自己这种不良的暗示，不断地形成了对睡眠时间点的错误认知。当您由于某种原因不能按时睡觉，您担心害怕的感觉就会加重，躺在床上的时候就更睡不着了，不断地恶性循环使您对于睡眠的时间点更加关注，睡眠被定格在某个固定的时间点上了。你的意念带动你整个的身心飘到昨天或者前天晚上，由于担心过了平时睡眠的那个固定点就会睡不着，您不敢去做自己想做的事情，放下手头上的所有工作，早早地躺在床上等待睡眠，你强迫自己赶紧入睡，唯恐错过了那个时间点就再也睡不着了。这种担心和不良的自我暗示更加重了你对于睡眠的恐惧，失眠逐渐加重了。其实睡眠是一件很自然的事情，睡眠没有固定的时间和地点，无论是几点，只要是您累了很快就可以自然地睡下去，早点睡晚点睡都没有关系，早点醒晚点醒也都没有关系。

您的意念带动您整个的身心飘到了今天晚上，经过今天的治疗，您明白了睡眠是一件自然的事情，跟几点睡觉没有关系，您也不再关注平时睡眠的时间点，不再担心过了那个点会睡不着，不再期待早点入睡，不再把认真的性格带到睡眠中来，自然地去做自己想做和该做的事情，到了那个点也没有去睡觉，而是到累了才去睡觉，躺在床上，累了就会睡得更快，全身放松，先睡心后睡眼，很快就睡着了，睡得比以前更好。您的意念带动您整个的身心飘到明天、后天、大后天的晚上，您不在关注几点去睡觉，不再担心过了点就会睡不着，不再早早地躺在床上等待睡眠，反而先睡心后睡眼，睡得越来越好。以后每天晚上这种自然放松的状态都会伴随着您，使你不再受到睡眠时间点的困扰，很快恢复了自然的睡眠状态。

每个人每天晚上都要经历"浅睡眠—深睡眠—做梦期"循环的过程，在浅睡眠的过程中醒来是很正常的，虽然醒来了但是大脑还是处于放松的状态下，只要你不去看时间，不担心自己会再也睡不着，告诉自己还没有睡够，很快地先睡心后睡眼又睡着了，而且睡得比之前更好，一直睡到第二天早晨，您也精力充沛地去开始自己的生活和工作了。以后的每天晚上，只要您不再过度关注自己的睡眠和早醒，每天都自然地入睡自然地醒来，定格在潜意识中的那个时间点就再也不会干扰您了。

小　结　本案例的患者以早醒为主症，但重点是每天都在固定的时间点醒来，于是对睡眠中醒来的时间点过度关注，造成不必要的担心和恐惧。此类患者非常关注睡眠时间，大都有醒来后看表的习惯，因此非常容易把偶尔一次的早醒时间点固化下来，并不断强化，形成了大脑对这一时间点的过度敏感。临床上发现此类患者性格多是追求完美，有一定的强迫倾向。经过三次治疗，患者睡眠好转，晚上可以在 11 点左右上床，20 分钟之内睡着，早晨 6 点左右醒。患者对自己睡眠状况满意。

案例七：以多梦为主症

韩某某，女，32 岁，会计。

主　诉　眠浅多梦 2 年，加重 6 个月。

第一次失眠的情况　患者两年前因调换工作、对新的工作环境不适应、工作比较忙碌、心理压力较大而引起失眠。主要表现为睡眠浅，多梦，有时可以记忆梦境的内容，时有噩梦。晨起自觉头晕乏力，注意力不集中。

失眠加重的情况　半年前在工作中由于账目问题与一个同事发生矛盾，受到领导的批评，辛辛苦苦建立起来的良好形象瞬间破灭。自此开始担心自己会在工作中出错，压力更大，睡眠更加不好，入睡较以前困难，做梦情况更加严重。自诉整夜都在做梦，有时候在做梦中醒来，醒后可以再次入睡。白天精力差，记忆力下降，注意力不集中，烦躁易怒。

现在的睡眠状况　晚上 11 点上床，30 分钟可入睡，睡着后就开始出现各种梦境，时有噩梦，梦到自己被追杀或者陷害，经常会在梦中醒来，但是可以再次入睡，早晨 6 点起床。白天头晕乏力，注意力不集中，心情烦躁，严重影响了工作生活，曾服用中药治疗效果欠佳，前来求助心理治疗。

其他情况　患者平素做事认真，责任心较强。自幼很优秀，学习刻苦，成绩好，经常得到老师和家长的表扬。作为家里的独生女，父母长辈疼爱有加，婚后丈夫也很关心体贴，没有经历较大的挫折。性格偏内向，比较敏感，非常在意别人对自己的评价和看法。

初次就诊过程

望 诊 表情痛苦，精神尚可，面色稍暗，舌质红，苔黄。

闻 诊 声音洪亮，语速较快。

问 诊 通过问诊了解到患者初次失眠的原因：两年前因为要照顾孩子调入离家较近的工作单位，新的单位工作不熟练，压力较大，不能适应，跟同事关系比较生疏，工作中遇到问题也没有人帮忙。患者性格要强，不愿意总是麻烦别人，也不想拖组里的后腿，一边照顾孩子一边学习专业知识，晚上学习到很晚，每天上班精神高度紧张，担心出错，逐渐出现晚上眠浅多梦的症状。

切 诊：脉弦细。

相关检查

心理检查：SDS、SAS、SCL–90 未见明显异常。

睡眠检查：PSQI 睡眠量表提示 14 分。

多导睡眠监测提示 REM 期睡眠增加，睡眠节律紊乱。

诊 断 失眠多梦。

病史分析 本来调动工作后面对新的环境和同事，面对陌生的工作内容出现压力是正常的，但是患者自幼在过度保护的家庭中长大，未经历过重大创伤性事件，习惯了掌声和表扬，逐渐形成了既依恋又要强的性格，过度追求完美，适应能力和协调能力差，所以无法适应新工作带来的压力。加之又极度爱面子，不愿意去请教别人，带着委屈和不情愿的情绪努力地学习，出现暂时的压力性失眠。半年前因为跟同事之间的矛盾被领导批评，自尊心受挫，对于一直非常要强的患者来说心理负担更加沉重，因为没有有效的减压途径，压抑的不良情绪被带到睡眠中，以梦境的形式表现了出来。

第二次治疗

治疗重点

1. 听汪氏催眠放松音乐 20 分钟后进入低阻抗状态，通过正向诱导法测试患者的敏感性较高，暗示患者神经系统很正常，对治疗很敏感，经过治疗做梦的症状会很快改善。

2. 采用病史回顾技术和情绪剥离技术进行病史回顾，分析失眠多梦发生发展的全过程，让患者领悟失眠多梦与自己调入新单位后工作压力大、人际关系紧张引起的不良情绪有关，失眠是长期压抑自我不良情绪的后果，并进行情绪剥离。

3. 应用睡眠认知导入技术纠正患者对睡眠的一些错误认知，如：睡眠中做梦是不正常的；做梦就等于没睡好；做梦对身体有害；做梦引起自己白天注意力不集中和记忆力下降，等等。让患者明白做梦是正常的事情，每个人每天晚上都会做梦；做梦出现在深睡眠之后，梦境是内心压抑的不良情绪的释放，是潜意识中一些没有达成的愿望的变相实现。感觉做梦多是因为自己总在做梦中醒来，关注到梦境而产生的，消除患者对做梦的恐惧心理。

4. 应用睡眠再体验技术，让患者体验以往每天晚上做梦的情景，再飘到今天晚上体验正常的睡眠过程。引导患者体验自然的做梦过程，体验在梦中醒来不去关注梦境而很快再次入睡的过程。

5. 应用睡眠信心增强技术，增强患者的治疗信心。

第三次治疗

问 诊 患者主诉经过上次治疗，睡眠中做梦减少，但睡前总是反复思考自己工作和人际关系上的问题，总是担心与同事或者领导发生矛盾。

治疗重点

1. 帮助患者分析领悟其失眠与从小到大形成的依恋性人格及认真、追求完美、敏感多疑的性格有关，使患者领悟之所以会出现人际关系方面的问题，是因为一直以来都在追求一种完美的人际关系，不能接受别人的批评和自己不完美的一面。从小在父母的宠爱中长大，依恋家人，期望别人都能像父母一样来关心自己，关注自己，这种期待本身就是不成熟的，要逐渐摆脱这种期待，找到真正的自我。

2. 再次进行正常睡眠过程的体验，在体验的过程中让患者不把过于认真和追求完美的性格带到睡眠中来，体验到睡眠是一件很自然的事情，做梦也是非常自然的。

3. 应用睡眠信息增强技术，减少患者对于睡眠的恐惧和过度关注，增强治疗的信心。

4. 配合行为治疗，鼓励患者积极地去与同事交往，通过治疗提高自己的人际交往能力。

第四次和第五次治疗重点同前，主要是巩固治疗疗效。

相关诱导词节选

针对多梦的部分诱导词

  每个正常人在睡眠过程中都会做梦。做梦是人的一种正常生理现象。任何一个正常人，每天在他的睡眠过程中，都有25%左右的时间必然是在睡梦中度过，这并不会影响其睡眠的质量和白天的工作精力。做梦说明大脑皮层的细胞还有少量处在活跃中，梦也是促进大脑正常功能发育的过程。因此，任何一个人的睡眠是离不开梦的，只是有的人会在梦中醒来觉得一晚上没有睡好，实际不等于一晚上都在做梦，只是他在做梦过程中正好醒来了。您要在心底深处摆脱对梦的错误理解，过去的梦之所以反复存在，恰恰是您反复在梦中醒来，醒来之后，感觉自己没睡好，担心做梦或者认为做梦就是睡不深。"做梦有害"，这种念头导致了大脑皮层有一个兴奋点，这个兴奋点使您不断在梦中醒来。这样，梦境和醒来反而构成了一种错误的联系，促使您又更多地在梦中醒来。这就是有的人会在梦中醒来，有的人却在自然中醒来的本质原因。即使在睡梦中醒来，您也知道那是在正常过程中醒来，带着这种意念去睡眠，有梦和无梦、在梦中醒来或在无梦中醒来，对您来说都不会产生任何影响，您会睡得越来越深，越来越沉。无论什么刺激，对您来说都无所畏惧，因为过去的已经永远过去，您带着这种心理先睡心后睡眠，您会很快睡下去。

小　结　本案例主要是患者对做梦产生了错误的认知，治疗重点在于从科学的、心理的角度分析做梦的必要性，让患者认识到做梦是正常睡眠过程中不可或缺的一部分，每个人都是要做梦的。经过五次治疗，患者的睡眠恢复正常，不再关注自己的做梦问题。但是，由于患者的依恋性格会造成很多的问题，需要后期更完整的再成长治疗过程才能纠正这种依恋人格带来的适应不良、敏感、过度追求完美等问题，这里不做详细介绍。

案例八：以睡眠不足引起日间残留效应为主症

任某某　男，35 岁，银行职员。

主　诉　失眠伴有疲乏无力、注意力不集中 5 年，加重 1 年。

第一次失眠的情况　患者五年前由于工作忙碌，压力大，一次加班回家后出现感冒症状，当天晚上失眠，入睡困难，眠浅易醒。第二天自觉疲乏无力，身体虚弱，自此失眠开始，间断发作，即使睡好的时候也会有疲乏无力、头晕头沉、兴趣减退、注意力不集中的症状。

失眠加重的情况　一年前，因为考试需要晚上复习，压力较大，经常熬夜，失眠加重，入睡困难。每天 11 点上床，需要服用 1 片舒乐安定才可入睡，不服药 3~4 小时才能入睡。白天头晕，乏力，记忆力下降，工作中无法集中注意力。

现在的睡眠状况　晚上 11 点上床，服用舒乐安定 1 片，1.5 小时后可以入睡，不服用药物整夜都无法入睡，眠浅多梦。早晨 4 点醒，醒后难以继续入睡，6 点起床。

其他情况　患者认为自己的身体虚弱就是晚上睡眠不好造成的，自觉没有办法恢复到以前的工作状态。间断服用中药，治疗效果不明显，却感觉身体更加虚弱，急切需要治疗而前来就诊。

初次就诊过程

望　诊　表情痛苦，精神差，面色稍暗，体型偏瘦，舌质淡，苔白。

闻　诊　声音低沉，语速较慢，反复赘述自己身体虚弱。

问　诊　由于患者反复赘述自己身体虚弱，睡眠不好，心情烦躁，不愿意回答医生的其他问题，只能用提纲式作业的方式获取病史资料。

切　诊　脉沉细。

相关检查

心理检查：SAS 未见异常；SDS 显示轻度抑郁；SCL-90 显示抑郁 70 分。

睡眠监测：睡眠结构紊乱，1、2 期睡眠比例增加，3、4 期睡眠减少。

诊　断　原发性失眠，轻度抑郁状态。

病史分析　患者的失眠症状以工作压力大、感冒为诱因，伴随第二天日间的疲乏、头晕、头沉等躯体症状及情绪低落和兴趣减退等症状，已经严重影响到工作和学习。就诊期间情绪比较烦躁，一直沉浸在对失眠及躯体不适症状的反复描述中，对于医生想要了解的有关其成长经历、人格、工作情况等内容不愿意谈及。为了获取更多的相关资料，采用提纲式作业的形式补充病史，经耐心讲解，患者同意回家完成提纲式作业。提纲式作业规定如下：

1. 内　容

从小到大经历的一些伤心、委屈、痛苦的事情；紧张、恐惧、害怕的事情或者事物；在性与情感方面难以启齿的事情；最信赖、最依赖、最难忘的人及原因；最幸福、快乐、开心的时光及其原因。

2. 注意事项

独立完成不需要其他人的参与；着重回忆和描述当时的感觉而非事件本身；写的过程中如果有很强的情绪反应不要去压抑，可以尽情地释放。下次就诊前完成。

3. 保密原则

对患者提纲式作业的内容保密。

第二次治疗

患者提供提纲式作业，通过详细阅读获取相关情况：患者童年聪明伶俐，人见人爱，学习成绩优异，被封为神童，优越感较强。小学时放鞭炮把耳朵炸了一下，留下耳鸣的毛病，因此比较自卑。初中时段因为个子矮被同学欺负，只有通过好好学习获取老师的保护。高考前曾有一段时间记忆力下降，记不住学过的知识，为此很恐慌，高考失利，对录取的大学不满意，因此整个大学期间都很自卑，不愿意跟别人交流。后经过努力，考取了自己心仪院校的研究生，状态开始改善。工作后压力较大，时常加班。

治疗重点

1. 听汪氏催眠放松音乐 10 分钟，放松效果不佳。采用人工诱导深入放松的方法很快进入低阻抗状态。

2. 在低阻抗状态下运用正向诱导方法，使患者意识到自己对这种治疗方法特别敏感，暗示患者的身体状况很好，消除他一直以来认为自己身体虚弱的观念。

3. 应用病史回顾技术，让患者了解自己失眠发生发展的整个过程，看到失眠的原因是在无意识的情况下把工作中不良情绪和不想工作、不想考试的情绪带到睡眠中。从第一次失眠之后第二天产生的不舒服症状开始，就不断地关注睡眠，关注自己的身体症状，在不断关注中产生对睡眠的恐惧，因此进入"情绪—睡眠—症状—情绪—失眠"的恶性循环中。应用情绪剥离技术对患者进行睡眠情绪剥离，切断恶性循环过程。

第三次治疗

问 诊 患者自诉经过上次治疗后睡眠状况改善，晚上 11 点上床没有吃药，1 小时后入睡，仍有中途易醒，但是白天精神状态较之前好。

治疗重点

1. 听汪氏催眠放松音乐 15 分钟，患者进入低阻抗状态。

2. 应用病史回顾技术，回顾从小到大成长的过程，深入与患者共情，理解其不断追求过程中的艰辛和痛苦，委婉地指出患者内心深处对于父母、对于优秀的依恋.分析其自卑和依恋产生的根源是从小到大经历的事件和父母的教育方式带来的，使患者自己领悟问题所在。

3. 应用人格睡眠剥离技术，分析患者性格中一些消极的方面，如：胆小、认真、自卑、期待关注对睡眠的影响，并进行剥离，引导患者用平常的心态对待睡眠。

4. 应用睡眠认知导入技术，分析睡眠与白天产生不适症状的关系，改变患者的错误认知，如：身体不好都是由于睡眠引起的；睡眠好了一切都会好起来；身体虚弱就什么也不能做，等等。让患者看到自己身体健康的一面，认识到睡眠是个自然的过程。

5. 应用睡眠信心增强技术来增强患者的睡眠信心和治疗信心。

第四次治疗

问 诊 患者主诉经过前两次治疗已经认识到自己的问题所在，睡眠状况有好转，服用 1 片舒乐安定后 30 分钟可以入睡，仍有中途易醒。早晨 5 点醒，醒后不能继续入睡，晨起疲乏无力症状减轻，仍有注意力不集中现象。

治疗重点

1. 听汪氏催眠放松音乐 20 分钟，患者进入低阻抗状态。

2. 应用睡眠再体验技术，引导患者在放松的状态下飘到昨天晚上，重新经历服药、入睡、中途醒来、早醒、醒后难以入睡的全过程，再次体验中途醒来和醒后难以入睡的恐惧担心。

3. 应用睡眠药物减药技术和睡眠认知导入技术，改变患者对催眠药物的错误认知，摆脱对药物的过度依恋。

4. 应用抗干扰技术和睡眠信心增强技术，针对早醒症状给予对症处理。

5. 应用睡眠再体验技术，引导患者飘到治疗当天晚上，体验正常的睡眠过程，强化自然的睡眠状态，体验第二天醒来后神清气爽的感觉。

6. 嘱患者可以将舒乐安定减到半片。

第五次治疗

问 诊 患者自述服用半片舒乐安定也可以入睡，中途醒来还可以继续入睡，虽然仍有注意力不集中，但是已经不再过度担心了。

治疗重点

1. 继续应用睡眠认知导入技术，强化患者对于催眠药物、睡眠、注意力问题的正确认知，淡化对失眠后引起的不适症状的体验。同时引导患者对失眠和身体不适症状进行合理的归因和认知，放弃以往不合理的外归因思维。

2. 继续应用睡眠环境适应技术和抗干扰技术，针对早醒症状进行对症处理。

3. 应用睡眠再体验技术，让患者体验自然的睡眠过程，继续应用抗干扰技术和睡眠信心增强技术，提高患者抗干扰能力，巩固治疗信心，鼓励患者停服安眠药物。

4. 结合行为疗法，引导患者白天多运动，积极锻炼身体，多与人交往，寻找更多的兴趣爱好，转移对睡眠和身体症状的关注。

第六次和第七次治疗重点在巩固治疗疗效的同时，引导患者学会减压和人际交流的正确方式。

相关诱导词节选

过度关注睡眠后日间残留症状的部分导入词

您的意念带动您整个身心再一次体验白天头晕、头疼、神疲乏力、心情烦躁、浑身不舒服的感觉，您认为这些不舒服的症状都是由于晚上没睡好造成的，相信只要能把睡眠治好这些症状就会消失。只要能睡好，自己的身体、精神都会好起来。正是这种对睡眠的错误认知和错误归因，使您对于睡眠和身体症状越来越关注，反过来这种关注又会在晚上睡眠时转变为对失眠和由此引起不舒服症状的恐惧和担心，这种过度的恐惧和焦虑情绪破坏了正常的睡眠过程，加重了失眠，这样就不断地形成了"关注症状—失眠加重—关注失眠—症状加重"的恶性循环。其实，每个人都有睡不好的时候，也都有身体不舒服的时候，休息不好虽然会影响第二天的精神状态，但是您长期以来的身体不适并不是因为失眠引起的，而是因为您长期以来对于失眠和身体症状的过度关注引起的。

您是一个认真的人，从小到大形成了过于追求完美的性格，以至于在睡眠问题上也追求完美，期待完美的睡眠过程，追求完美的身体状况。偶尔的一次失眠别人也许不会在意，而您却很关注，担心失眠了会引起身体的不适；也许第一次晚上没有睡好，白天出现了一些不适的症状，您就关注并因此而感到焦虑，到了晚上，又把这种焦虑情绪带到睡眠过程中，破坏了正常的睡眠，而又一次失眠，不断的恶性循环，使您认为身体症状是由于失眠引起，进而产生对失眠的过度焦虑。现在您应该明白了，只要不再过度关注睡眠，不再追求完美的睡眠过程，顺其自然，放下顾虑，您就会睡得越来越好。

小　结　本案例中患者开始不愿意探讨自己失眠的主观原因，而一直停留在对日间残留症状的关注上，将失眠归因为加班、感冒、考试等多种外界原因。通过对患者提纲作业的分析可以看出，患者小时候比较优秀，同时也比较自卑，所以带着自卑的心理一直在努力维持自己优秀的状态，以优秀来衡量自己的价值，赢得别人的关注。后来在成长过程中遇到很多不如意的事情，挫败了患者一直追求完美的积极性，在一直就有的自卑心理作用下，去寻找客观理由来掩饰自己的自卑，逃避工作和学习的压力。失眠以后出现身体不舒服的症状，恰恰使其找到了可以继续逃避下去的理由，这才是患者失眠的根源和治疗的重点。经过七次巩固治疗，患者睡眠信心增强，睡眠状况满意，不用服用安眠药物也可入睡，主动要求停止治疗。

第二节　对因治疗

案例一：因倒时差导致失眠

某某某，男，53 岁，干部。

主　诉　失眠间断发作 35 年，加重 1 年。

第一次失眠的情况　患者 29 岁左右因为工作职务变动，跟同事发生矛盾，被下放到一个比较差的单位，感觉非常委屈，出现失眠，之后经过治疗好转。40 岁时由于工作压力较大，经常出差，再次出现失眠。

失眠加重的情况　最近一年来因为工作原因经常出差，一年中有 1/3 的时间是在国外度过，工作忙碌，压力大，经常倒时差，失眠加重。主要表现为入睡困难，眠浅易醒，醒后需要服用药物帮助再次入睡.白天精力差，容易紧张焦虑，过度担心自己的睡眠。经朋友介绍前来就诊。

现在的睡眠状况　晚上 11 点左右上床，服用 1/4 片多美康，20 分钟左右可以入睡，可睡 3~4 小时；醒来后再服用 1/4 片多美康，15 分钟左右可以继续入睡，还可再睡 4 小时左右；不服用药物需要半小时到一小时方可入睡，但是睡眠浅，容易醒；早晨 9 点左右起床。

其他情况　患者评述性格认真，对工作极端负责，能力较强，爱面子，不善于表达。从小到大都很优秀，一直担任领导工作，言行谨慎。

初次就诊过程

望　诊　患者精神可，面色稍暗，舌质淡，苔白。

闻　诊　患者声音轻柔，语速缓慢，条理清晰。

问　诊　通过门诊问诊，了解到患者以前可以睡 6~7 小时，睡得比较好。因为工作原因，经常出访、开会、会见领导，一年中有 1/3 的时间在国外，工作非常忙，压力很大，经常倒时差。为了不耽误工作，出差时，在飞机上强迫自己服用药物来倒时差。工作时间不固定，晚上睡觉的时候经常被领导的电话叫醒，不敢睡得很实，经常思考工作和出差的事情给自己造成很大的压力。

切　诊　脉弦细。

相关检查　SCL-90、SAS、SDS 未见明显异常。

诊　断　原发性失眠。

病史分析　患者第一次失眠是由于工作中出现不良情绪（委屈感），情绪控制能力差，将不良情绪带入到睡眠中。第一次失眠给自己留下了深刻的不良感受，对睡眠产生了恐惧心理，所以，一旦工作遇到特殊情况，如出差、有临时任务等，就会产生不情愿、紧张、担心、焦虑等不良情绪，并把平时追求完美的态度带到睡眠中，破坏了自然的睡眠过程，导致对睡眠的过度关注和依赖。倒时差虽然会引起人体生物钟的暂时失调，但是并不会导致长期的失眠，失眠之所以会产生，更多的是一种心理因素和情绪因素导致的，如：不愿意出差带来的委屈情绪；工作忙碌带来的焦虑情绪；强迫自己倒时差的错误观念；对于倒时差带来身体不舒服症状的恐惧心理；需要迅速适应新环境的焦虑情绪等，都会带来不良的情绪体验，加之对以往失眠不愉快体验的恐惧，导致失眠加重。

第二次治疗

治疗重点

1. 因为患者对于低阻抗状态下的意念导入疗法（TIP）治疗存有很多疑问，所以本次治疗以咨询的方式展开。首先耐心回答了患者的疑问，详细介绍了 TIP 疗法，然后与患者共同探讨了对失眠问题的认识，了解到患者自认为失眠是因为工作压力、心理因素、年龄因素综合原因引起的。在此基础上进一步给患者做了病史分析，患者表示赞同。

2. 采用人工诱导放松的方式，10 分钟左右患者进入低阻抗状态，暗示经过放松后神经系统和身体都得到深度的放松，治疗完后会感觉经过深度休息，晚上睡前不会再紧张，有自然的睡眠。

3. 应用睡眠再体验技术导入治疗后，患者当天晚上有正常的睡眠过程，强化自然的睡眠体验。

第三次治疗

问　诊　患者自诉治疗回去当晚睡得很好，没有服药，中途也没有醒，治疗信心大增。第二天，因为工作耽误了睡觉，再一次服用药物帮助睡眠，想继续巩固治疗。

治疗重点

1. 听汪氏催眠放松音乐 20 分钟，患者进入低阻抗状态，在此状态下应用正向诱导法，暗示患者的神经系统非常正常，对治疗很敏感，增强患者的治疗信心。

2. 应用病史回顾和睡眠情绪剥离技术，引导患者回顾失眠发生发展的全过程，再一次认识失眠与工作压力、倒时差的关系，淡化患者对于倒时差导致失眠的恐惧感，将睡眠与不良情绪剥离开，提高患者应对不良情绪的能力。

3. 应用睡眠认知导入技术，纠正患者存在的一些错误认知：失眠是因为长期出差倒时差引起的；为了倒时差必须强迫自己服药；睡眠时间越长越好；只要睡好了一切都会好起来。

4. 应用睡眠环境适应技术和抗干扰强技术，引导患者适应不同的睡眠环境，提高睡眠过程中的抗干扰能力，针对患者的早醒给予对症处理。

第四次治疗

问 诊 患者主诉经过前几次治疗对睡眠问题有了新的认识，睡眠状况有所改善。晚上 11 点上床，不用服药 20 分钟左右能入睡，睡眠中途还是会醒，醒后还是想要服用药物，但是不服药也能继续入睡，只是再入睡需要较长时间；白天精力充沛。

治疗重点

1. 听汪氏催眠放松音乐 15 分钟，患者进入低阻抗状态。

2. 应用睡眠再体验技术，通过在低阻抗状态下患者体验以往睡眠、服药、中途醒来、醒后难以入睡、再次服药、早醒的全过程，再体验自然的睡眠过程，进行对比，使患者对自然睡眠状态有更亲身的感受和深刻的印象，增加睡眠信心。

3. 应用睡眠环境适应结合抗干扰技术，针对患者睡眠中途易醒进行导入，使患者淡化对中途易醒的关注，提高睡眠过程中的抗干扰能力。

4. 应用睡眠认知导入技术，针对患者的反复服药问题进行认知导入，使患者认识到安眠药物的真实作用、生理和心理的双重作用，逐渐摆脱对睡眠药物的依恋。

第五次治疗

问 诊 患者主诉通过治疗睡眠已经恢复正常，不需要服用药物了，有时虽然会中途醒来，但是醒后不服药也可继续入睡，自觉睡眠满意。因为下周又要出差，所以想继续巩固治疗一次。

治疗要点

1. 应用睡眠再体验技术，让患者在放松状态下反复多次经历倒时差时自然的睡眠过程和睡眠感觉，并结合睡眠信心增强技术，增强患者倒时差调整睡眠的信心和能力。

2. 应用睡眠环境适应技术，对一周后的出差进行预治疗，淡化对出差倒时差会影响睡眠的恐惧，消除对失眠的预期性焦虑。

3. 应用睡眠认知导入技术，纠正患者"睡眠时间越长就是睡得越好"的错误认知。

4. 应用睡眠人格剥离技术，引导患者把认真、追求完美的人格与睡眠剥离，不再对睡眠过度关注。

5. 结合行为治疗，让患者白天增加运动，推迟上床睡觉的时间，并提前起床，逐渐调整已经后延的睡眠时相。

小 结 本案例中患者的失眠并非因倒时差引起了生理机能改变，而是由于工作压力大，对经常出差不满意等情绪因素引起的，加上患者极端负责、追求完美的性格，造成了心理负担过重。治疗重点是让患者认识到失眠产生的真正原因，恢复正常的睡眠习惯。整个治疗分四次进行，患者睡眠状况满意，因工作原因中断治疗。

案例二：因轮班导致失眠

某某，女，34 岁，护士。

主 诉 间断性失眠 10 年，加重 1 年。

第一次失眠的情况　10年前因为刚参加工作需要轮班，经常白班夜班交替上，休息不好引起失眠。主要表现为入睡困难和早醒，病情并不严重，因此没有治疗。

　　失眠加重的情况　一年前因为调动到新的科室工作，工作量增加，平均3天轮1次夜班，性格内向不善于表达，经常被安排在周末值夜班，心理很不舒服，但是一直不敢跟领导反应，失眠加重，每天晚上都会失眠。

　　现在的睡眠情况　晚上10点上床，服用艾司唑仑片10mg，半小时可以入睡，睡2~3小时后就醒，醒后无法继续入睡，需要继续加服艾司唑仑片10mg才能再次入睡。6点起床，白天疲乏无力，伴有腹胀，时有头晕。

　　其他情况　患者10年前大学毕业进入医院工作，一直做护士工作，有意读研继续深造，但因家庭原因没有如愿。平素性格内向、隐忍，不善于表达，工作认真负责。每天工作时都强迫自己高度集中注意力，尤其是夜班，高度紧张，经常用洗脸、拍打、揉眼睛等方式抵抗睡意，下班后补觉，但躺在床上没有睡意。

　　初次就诊过程

　　望　诊　表情自然，眉头舒展，舌质暗，苔薄。

　　闻　诊　声音低微，表达充分。

　　问　诊　患者失眠10年有余，主要以"间断出现入睡困难伴早醒10年，加重1年"为主症来医院求治。经询问病史，与10年前工作轮班有关，认为是长期倒班造成的生物钟紊乱引起的失眠。

　　切　诊　脉沉而缓。

　　相关检查　SDS、SAS、MMPI等项检查未提示明显异常。

　　诊　断　原发性失眠。

　　病史分析　患者10年前大学毕业后想要考研，但因为家庭原因未能如愿，只能选择去医院工作。10年来一直从事护士工作，工作单调枯燥，压力较大，且因早期不愿意工作的情绪加上轮班的工作性质，导致患者工作初期的适应不良，加上内向隐忍的性格，把工作的不如意和失眠的痛苦一直压抑在内心深处。一年前工作强度增大，轮班次数增加，又遇到不公平的待遇，造成内心更加压抑，不满情绪更多，每天希望通过睡眠来恢复体力，逃避内心的压抑，因此对睡眠更加关注，继而带来对失眠的巨大恐惧。错误的睡眠认知和外归因思维模式，把失眠与轮班联系在一起，造成患者对轮班的恐惧和紧张，不断陷入恶性循环。治疗的关键在于打破"工作不满情绪—轮班—渴望休息—关注睡眠—睡眠恐惧—加重失眠—归因于工作—产生更大不满情绪"的恶性循环。

第二次治疗

治疗重点

1. 听汪氏催眠放松音乐 10 分钟，人工诱导深入放松 5 分钟，患者进入低阻抗状态。

2. 在低阻抗状态下用正向诱导法，诱导患者体验腰部温热的感觉，暗示其神经系统非常正常，对治疗非常敏感，经过治疗后睡眠会得到很大的改善，增强患者治疗信心。

3. 应用病史回顾技术，引导患者回顾失眠发生发展的全过程，认识到失眠的真正原因不是轮班，而是与自己的不满情绪有关；与自身内向、隐忍、认真的性格有关；与对睡眠的过度关注有关。

4. 应用睡眠情绪剥离技术，将工作、生活和人际交往中产生的不良情绪与睡眠剥离，释放压抑已久的不良情绪，提高情绪控制能力。

5. 应用睡眠再体验技术，体验以往失眠的痛苦过程，和由此产生的紧张恐惧情绪，以及治疗后当天晚上自然的睡眠过程。

6. 嘱患者晚上推迟上床时间，11:30 上床，服药后自然入睡，早晨按时 6 点起床。

第三次治疗

问 诊 主诉上次治疗感觉特别放松，在回忆病史的过程中一直想哭但是没有哭，回家后哭了，哭完感觉很轻松。晚上 11:30 服药后上床，20 分钟入睡，3 点左右醒来，醒后没有服药想着白天治疗的过程，30 分钟左右就睡着了。

治疗重点

1. 听汪氏催眠放松音乐 15 分钟，人工诱导深入放松 3 分钟，患者进入低阻抗状态。

2. 应用睡眠适应技术和抗干扰技术，针对患者的入睡困难和中途易醒进行对症治疗，打破患者" 睡前担心睡不着—产生紧张焦虑情绪—引起大脑兴奋—更加睡不着" 的恶性循环，减轻中途醒来后的恐惧感，恢复自然的睡眠状态。

3. 应用睡眠认知导入技术，纠正患者对于睡眠的错误认知，如：长期轮班会引起生物钟紊乱；轮班后需要用其他时间来补充睡眠；睡眠时间越长越好；失眠了就什么也不能做了；身体的不适都是由失眠引起的；失眠时间太长就很难治疗，等等。

4. 应用睡眠再体验技术，体验正常的睡眠过程，强化睡眠的自然性，增强睡眠信心。

5. 结合行为疗法，引导患者白天增加活动，晚上累了再去睡，20 分钟睡不着就起床，走出卧室活动，一直到有睡意再去上床；早晨早起，通过缩短在床上的时间来提高睡眠效率。

6. 嘱患者将催眠药物艾司唑仑减到 50mg。

第四次治疗

问 诊 患者主诉治疗当晚 11 点睡前将艾司唑仑减到 50mg，一直担心减药后会睡不着，所以躺在床上 20 分钟没有睡意就起来了，在客厅走了 5 分钟，回忆治疗的情况，感觉放松了，回到床上 5 分钟左右就睡着了。以后的三天都是服药到入睡需要在客厅活动一会儿，但是睡着后不会再醒。早晨 6 点起床。

治疗重点

1. 听汪氏催眠放松音乐 20 分钟，进入低阻抗状态。

2. 应用催眠药物减药技术和睡眠信心增强技术，针对患者对安眠药物的依赖进行对症处理，增强患者的睡眠信心。

3. 应用睡眠人格剥离技术，将患者认真负责的性格与睡眠剥离开，转移对睡眠的过度关注。

4. 继续应用睡眠再体验技术，体验在不服药物的状态下自然入睡的过程，增强睡眠信心。

5. 嘱患者大胆地停掉催眠药物，晚上困了再去睡觉；早晨早起，增加运动和兴趣爱好。

第五、第六次治疗

问 诊 患者主诉经过前几次治疗停掉了催眠药物，睡眠基本恢复正常，目前休假已经结束，将要回到工作岗位，担心回去后失眠复发，前来巩固治疗。

治疗重点

1. 听汪氏催眠放松音乐 20 分钟，进入低阻抗状态。

2. 针对患者对于工作后失眠复发的疑虑，应用睡眠事件剥离技术和睡眠环境适应技术，将轮班与睡眠剥离，轮班后可以自然地睡眠。

3. 反复应用睡眠再体验技术和睡眠环境适应技术，引导患者体验在家里睡眠与在工作单位以及轮班后回家休息的自然睡眠过程，增强睡眠信心。

4. 应用睡眠人格剥离技术，继续剥离认真、敏感、强迫的性格与睡眠的关系，将更多的注意力和关注从睡眠与工作上转移到生活和人际交往上。

5. 结合行为疗法，引导患者白天多运动，积极锻炼身体，大胆与人交往，寻找更多的兴趣爱好，寻找合适的压力释放途径。

小 结 本案例中的病因是患者将睡眠问题与工作轮班联系在一起。很多人都认为轮班会影响休息和睡眠，值完夜班后都会有意地去补充睡眠，以恢复体力。一旦没有时间补充睡眠，就会感觉身体不适，进而心情烦躁。临床上经过详细问诊，大多数因为轮班失眠的患者都对自己的工作不满意，讨厌值夜班，就像本案例中的患者一样，把对值夜班的不满转移到对睡眠的不满上来。加上内向隐忍、不爱表达的性格，由一次偶尔的失眠导致对睡眠的过度关注，逐渐发展为慢性失眠。所以，治疗失眠的同时须释放患者的不满情绪，引导其看到自己性格方面的问题，并积极乐观地面对工作，这样将会收到好的疗效。

案例三： 因睡眠环境导致失眠

某某，女，20岁，学生。

主 诉 间断失眠1年。

第一次失眠的情况 一年前考上大学，离开家住大学集体宿舍，第一天晚上很兴奋，睡得较晚，第二天起就觉得宿舍的床很不舒服，宿舍的其他同学睡觉前不安静，不按时熄灯，夜间磨牙等问题，影响自己睡觉。从此开始失眠，之后失眠逐渐加重。

现在的睡眠状况

在学校期间：入睡困难，晚上10:30熄灯上床，半小时后宿舍其他同学可以安静下来，但是患者需要3小时左右才可入睡；睡眠浅，多梦；上课期间早晨6点起床，自觉每晚能睡4个小时；周末10点起床，自觉可以睡7个小时。

在家期间：晚上10~11点上床，跟妈妈一起睡，30分钟可以入睡，睡眠质量好；早晨7点起床，每晚可睡7到8小时。

其他情况 家中独女，在母亲35岁、父亲37岁时出生，从小跟爸爸妈妈一起长大，跟父母在一个床上睡到12岁。父母非常宠爱，满足其一切要求。性格内向，胆小，比较孤僻，不善于交谈，朋友少。生活自理能力差，母亲对孩子的衣食住行包办。上大学是第一次离开父母，对大学的生活很不适应，觉得别的同学比自己优秀，非常自卑，不愿意参加集体活动。

初次次就诊情况

望 诊 表情严肃，行动缓慢，一直牵着妈妈的手；面色稍黄，舌质淡，苔白。

闻 诊 声音低微，语速较慢，不时发出轻声的咳嗽。

问　诊　通过问诊了解到，患者上大学之前因学校离家近和学校住宿条件差等问题一直在家里住，没有住过集体宿舍，睡眠状况一直很好。上大学出现失眠后不得不请假回家，回到家里后失眠状况好转，回到学校后又开始失眠，因离家远不得不在学校住宿因而感到焦虑，每天睡前都会紧张，不愿意去学校，但又恐耽误功课，内心很矛盾。故前来我院就诊。

切　诊　脉沉细。

相关检查　SCL-90、SDS、SAS、MMPI 等项检查未提示明显异常。

诊　断　原发性失眠。

病史分析　患者的失眠问题出现在上大学换了一个新的环境以后，是新环境适应不良的一种表现，这种适应不良与患者依恋、胆小、内向的性格有关，也与父母过度保护的教养方式有关。患者把从小形成的对父母和家的依恋转移到对睡眠环境和睡眠状态的依恋上，失眠只是一个表面现象，是患者逃避这种适应不良的一种方式。在此情况下失眠症状虽然会很快改善，但是从小形成的胆小依恋人格的调整还需要一个长时间的再成长训练过程。

第二次治疗

治疗要点

1. 因为患者紧张，不能听音乐进行放松，故改用人工诱导放松的方法。嘱患者做深呼吸，把所有的注意力集中在自己的呼吸上，引导患者想象自己坐进一个电梯，随着电梯的升高，身体从头到脚都开始放松，逐渐引导患者飘到一个大草原上，想象着大草原的美丽景色，通过噪音干扰确认患者已经进入放松状态。

2. 在低阻抗状态下进行正向诱导，诱导患者体验腰部温热的感觉，暗示其神经系统非常正常，对治疗非常敏感，经过治疗后睡眠会得到很大的改善，增强患者的治疗信心。

3. 应用睡眠再体验技术，引导患者体验在学校和在家里的不同睡眠状态，结合睡眠认知导入技术，改变患者有关"学校住宿条件差不利于睡眠"“同学打扰导致失眠"等错误认知。

4. 将患者唤醒，嘱其晚睡早起，调整目前的睡眠时间，回家后一个人睡。

第三次治疗

问 诊 患者主诉通过上次治疗明白了自己的问题，晚上主动要求一个人睡，11 点上床很快就睡着了，一直睡到第二天早晨 7 点，中途没有醒，也没有做梦。

治疗要点

1. 应用病史回顾和分析领悟技术，引导患者回顾自己失眠发生发展的全过程，分析患者的失眠与从小到大形成的胆小依恋性格有关，使患者领悟并不是住宿舍换环境引起失眠，而是从小在父母的呵护关心下长大，没有离开过父母，上大学离开父母后不能适应新的生活学习环境，导致了心理上的一些焦虑、恐惧情绪，这些情绪没有及时得到排解，被带到晚上的睡眠中，产生了失眠。

2. 应用睡眠情绪剥离技术，将心理上的焦虑、恐惧不良情绪与睡眠剥离开。

3. 应用睡眠与人格剥离技术，将患者从小形成的依恋性人格与睡眠剥离开，解除对睡眠环境和睡眠状态的依恋。

4. 应用睡眠环境适应和睡眠再体验技术，反复让患者想象自己在学校宿舍里自然正常睡眠的过程，提高患者适应新环境的能力。

5. 将患者唤醒，鼓励其勇敢地回到学校宿舍，继续大学的生活，主动与别人交流，把自己的困难跟老师说明，争取老师的帮助。

第四次治疗

问 诊 患者主诉回到学校宿舍的第一天，心里还是害怕睡不着，晚上宿舍熄灯后，听着同宿舍的同学都安静下来后才上床睡觉，大约一个小时后就睡着了，睡眠较浅，感觉做了很多梦。早晨 6 点起床，白天没有不舒服的症状。

治疗要点

1. 继续应用睡眠环境适应技术和睡眠认知导入技术，使患者认识到睡眠与环境无关，只要是先睡心后睡眠，提高抗干扰能力和情绪控制能力，就会恢复自然的睡眠状态。

2. 应用抗干扰技术和睡眠信心增强技术，提高患者抗干扰能力，增强患者的睡眠信心。

3. 应用睡眠认知导入技术，导入有关做梦的认知，减少患者对做梦的恐惧，增加睡眠深度。

4. 反复应用睡眠再体验技术，加强患者的自然睡眠感觉，适应在学校宿舍的睡眠过程。

5. 结合行为疗法，鼓励患者回到学校，多与同学朋友交往，积极参加集体活动，锻炼人际交往能力。同时，嘱其家属培养孩子独立能力。

部分导入词节选

换环境睡不好的部分诱导词

睡眠是一件很自然的事情，它与睡觉的时间、地点没有根本的联系。你看那些在大街上、桥洞里、工地上睡觉的农民工，多么嘈杂的环境，没有床，没有舒适的被子，可他们依然睡得很好。其实任何人只要累了，无论在什么地方、什么环境中都可以睡下去。你之所以因换环境，甚至换个床就会失眠，还是由从小形成的依恋性格（人格）造成的，只是你把小时候对父母的依恋、对家庭的依恋转移到了睡眠中，产生了对特定卧室和床的依恋。你看这种依恋多么幼稚，一个成年人还像孩子一样期待着那种依恋的感觉，一旦找不到那种感觉就会失眠。现在你应该明白自己换环境、换床就失眠的真正原因了。睡眠本来是一件很自然的事情，只要你顺其自然，不去关注那些与睡眠无关的事情，从心底深处摆脱那种依恋的感觉。白天多运动，让自己的身体能力得到最大程度的释放，让自己忙碌起来，晚上累了就会自然而然地睡了。

小　结　本案例中的患者失眠不是由环境嘈杂引起的，而是由于离开家庭独立生活不适应新环境而产生的不良情绪与依恋性人格结合在一起导致的。患者用外归因的思维模式，将睡眠不好归为环境，并把从小形成的对父母的依恋转移到对环境的依恋上。治疗重点在于让患者意识到自己失眠的根本原因，应用睡眠环境适应技术使患者适应各种睡眠环境，摆脱对睡眠环境的依赖。治疗过程中不仅要训练患者独立自主的意识，同时也要对父母进行必要的心理教育，配合医生减少对子女的关注，给其更加自由、独立的成长环境。

目前患者睡眠质量改善，已经回到学校，在宿舍每天晚上 10:30 上床，半个小时左右可入睡，多梦症状未再出现。为了进一步提高患者的适应能力和人际交往能力，摆脱对父母的依恋，还需要一个长期的再成长训练过程。目前，患者仍在继续治疗中。

案例四：因光线刺激导致失眠

薛某，男，44 岁，工人。

主　诉　间断失眠 15 年，加重 1 年。

第一次失眠的情况　15 年前，在山东打工时住在工地上，房间里装了 10 个 100 瓦的大灯，每天晚上都亮着，很刺眼睛，影响睡眠，第一次出现失眠，主要是入睡困难，离开那个房间就会好转，但是灯光亮的时候就失眠，一直间断发作，并不严重，因此没有治疗。

失眠加重的情况　一年前，在工厂值夜班，没有特殊情况可以轮流睡觉，但是一起值班的工友整晚上都不关灯，所有的灯都不让关，多次协商未果，失眠逐渐加重。不上夜班的时候在家里也出现入睡困难，睡前头脑中总想事情，需要服用安眠药才能入睡。

现在的睡眠情况　晚上 11 点上床，入睡困难，总是胡思乱想，感觉大脑无法安静，不服药彻夜不眠。服用佐匹克隆 7.5mg 后 2 小时才能入睡，睡眠浅易醒。早晨 5 点左右起床，晨起头晕，自觉疲乏无力。饮食正常，二便正常。

其他情况　患者为家里的长子，自幼家庭贫困，7 岁时父亲去世，16 岁初中毕业后到外地打工，从事体力劳动。性格内向，不善表达，受了很多的委屈和挫折，几乎没有朋友，生活很孤独。

　　初次就诊情况

　　望　诊　表情紧张，眉头紧锁，脸色暗黄，舌质暗，苔白。

　　闻　诊　声音低微，语义连贯，表达欠流畅。

　　问　诊　通过问诊了解患者的病史：15 年前在打工期间住宿条件很差，很多人住在一个大车间里，冬天没有暖气，大家靠点灯来取暖，晚上开着 10 个一百多瓦的灯，自己睡觉的位置在一盏灯的正下方，灯光非常刺眼，多次提出要关掉正对着的大灯但被工友拒绝，有一次差点打起来，只好忍着，一星期后开始失眠，整晚闭着眼睛但睡不着，睁着眼睛又担心眼睛会瞎掉，后来一直趴着睡，但是需要很久才能睡，心理很委屈，但是因害怕挑起矛盾不敢再提出要求。

　　切　诊　脉弦涩。

　　相关检查　SCL-90、SDS、SAS、MMPI 等项检查未提示明显异常。

　　诊　断　原发性失眠。

　　病史分析　患者主诉 15 年前在工地被灯光照射后出现的失眠，经过问诊了解到灯并不是整晚上都开着，而且患者并不是去了第一天就失眠，只是因为患者比别人睡觉早，所以觉得总是被灯光照着睡觉不适而引起了失眠，换了环境很快可以睡好。患者很小就外出打工，没有接受良好的教育，性格内向，不善于交流。由此分析，15 年前，患者到一个新的环境中工作，身边没有亲人也没有朋友，白天工作很累，晚上希望早点入睡，所以比别人更早睡觉，但躺在床上睡不着，听着工友们说说笑笑，心里更加孤独，但又不敢表达自己的想法，从讨厌那里的人到讨厌那里的环境，越讨厌越睡不着，越睡不着越压抑。30 岁左右的男人内心深处的压抑不能表达出来，带到睡眠中引起失眠。一年前失眠加重，也同样与自我压抑的情绪有关，只是被患者归因为灯光的问题。

第二次治疗

治疗要点

1. 听汪氏催眠放松音乐 10 分钟，进入低阻抗状态。

2. 在低阻抗状态下进行正向诱导：

> 继续保持这种放松的状态，想象你的头顶有一个火红的太阳，我的手心很温热，这股温暖的热流以最快的速度到达你的头部、面部、颈部、肩部、胸部和腰部，你的腰部很快温暖起来。如果腰部有了这种温暖的感觉，请你将右手的拇指动一下告诉我（患者拇指动了一下）。你现在很放松，你的神经系统非常敏感，注意你身体内部空空荡荡的感觉，在这种放松的催眠状态下能很快地接受任何有关治疗的信息。

3. 应用睡眠认知导入技术，针对患者错误的外归因思维模式进行认知，让患者领悟失眠的真正原因不是灯光和睡眠的环境，而是在那个特定的环境下引起的情绪启动的思维模式和固化下来的错误认知。

4. 将患者唤醒，嘱其回家后思考一下今天治疗的内容，鼓励其不再把睡眠与灯光联系在一起，自然地入睡。

第三次治疗

问 诊　患者自诉经过上次治疗确实明白了当时的失眠不是因为灯光，而是因为自己一直生活在压抑中，那段日子过得太苦了，现在晚上睡觉前还总会想起那段日子，不愿意想但控制不住，吃了催眠药物也睡不着。

治疗要点

1. 听汪氏催眠放松音乐，20 分钟后患者进入低阻抗状态。

2. 在低阻抗状态下应用病史回顾技术和睡眠情绪剥离技术，引导患者回到第一次失眠的那段痛苦的日子里，再次体会那时候的痛苦、委屈和压抑情绪，并鼓励其自由地释放（患者表情痛苦，伤心地哭了起来）。等患者停止哭泣后再次人工诱导放松，患者放松后进行情绪和睡眠的剥离，引导其理性地处理情绪，认识睡眠。

3. 应用睡眠环境适应技术和睡眠再体验技术，引导患者反复体验在有灯光和无灯光的环境中入睡，将睡眠与环境进行剥离，提高患者环境适应的能力。

4. 应用睡眠信心增强技术，鼓励患者晚上睡前想事情就顺其自然，不要压抑，想累了自然就睡了，增强患者的睡眠信心。

5. 将患者唤醒，结合行为疗法，嘱其晚上累了再上床，上床后 20 分钟不能入睡就起床活动，直到累了再去上床，一直到能睡着为止。早晨早起，缩短在床上躺着的时间，提高睡眠效率。

第四次治疗

问 诊 患者自诉经过上次治疗身心都很放松，睡眠状况有了很大改善，晚上 11:30 上床，服用佐匹克隆 7.5mg，大脑中还是会想工作中发生的事情，但是没有着急，30 分钟左右就睡着了，中途醒了两次，但是能继续入睡。早晨 5 点起床，没有再出现头晕的症状。

治疗要点

1. 听汪氏催眠放松音乐 15 分钟，患者进入低阻抗状态。

2. 应用病史回顾和分析领悟技术，引导患者回到一年前在值夜班过程中出现失眠的情境中，分析最近一年来失眠加重与之前失眠的关系。一年前的情况与第一次失眠很相似，无论是灯光还是同事矛盾带来的不良情绪都是很相似的，再次经历第一次失眠时的痛苦，有了更深刻的失眠体验。

3. 应用睡眠认知导入技术结合催眠药物减药技术，针对患者对催眠药物的错误认知进行导入，鼓励患者勇敢地停掉催眠药物。

4. 再次应用睡眠环境适应技术，引导患者适应各种睡眠环境，摆脱对灯光的敏感。

5. 应用睡眠再体验技术和抗干扰技术，针对患者睡眠过程中易醒的症状进行对症处理，通过体验正常的睡眠过程，强化睡眠的自然性。

第五次治疗

问 诊 患者自述通过治疗睡眠恢复正常，晚上不用服催眠药物，30

分钟即可入睡，睡眠中途偶有醒来，但是醒来后可以继续入睡，白天没有不适症状；希望巩固治疗。

治疗重点

1. 听汪氏催眠放松音乐 15 分钟，患者进入低阻抗状态。

2. 继续应用睡眠认知导入技术，导入对睡眠的正确认知：睡眠是自然的过程，与环境、事件、地点没有必然的联系；对待睡眠应该顺其自然，不强迫自己睡，不追求完美的没有中途醒来的睡眠过程；不必关注睡眠时间。

3. 应用睡眠环境适应技术和睡眠再体验技术，反复体验各种环境下的自然睡眠过程，增强情绪控制能力和适应能力。

4. 应用睡眠人格剥离技术，将患者敏感隐忍的性格从睡眠中剥离出来。

5. 结合行为疗法，在低阻抗状态下引导患者积极地行动起来，找到内心压抑的释放途径，寻找更多的兴趣爱好，多与人交流。

小　结　本案例中患者同样启动了外归因的不合理思维模式，将睡眠与光线刺激联系在一起。要让患者意识到失眠的真正原因，理性地认识睡眠与光线的关系，应用睡眠环境适应技术和睡眠再体验技术使患者适应各种睡眠环境。经过治疗患者睡眠状况满意，主动要求停止治疗。

案例五：因躯体症状导致失眠

陈某某，男，42 岁，公司经理。

主　诉　间断性胃痛胃胀 10 余年，失眠 10 天

第一次失眠的情况　十天前因为喝酒引发胃痛，当天晚上痛了一夜影响了睡眠，自此开始失眠，主要表现为入睡困难和睡眠浅。

现在的睡眠情况　晚上 11 点上床，入睡困难，需要 3 小时左右才能入睡，夜间胃痛，睡眠浅，整个晚上都处于似睡非睡的状态中。早晨 7 点起床。白天精神差，头痛，胃痛，身体有各种不适感。

其他情况　小时候由奶奶带大，因为是长孙受到全家人的宠爱。小

174

时候经常生病，被家里人认为身体弱，受到很多照顾。5岁时奶奶去世，没有了奶奶的照顾，饭吃不好，小学时就出现胃痛症状，到医院检查没有任何病变，此后胃痛间断发作。父母为此四处求医问药，在生活起居方面照顾得无微不至。患者性格认真，追求完美，自尊心强，爱面子，比较关注身体。

初次就诊情况

望　诊　患者表情痛苦，眉头紧锁，烦躁不安，舌淡，苔薄白。

闻　诊　时有胃痛引起的呻吟，讲到伤心时出现叹息。

问　诊　间断性胃痛胃胀10余年，失眠10天。10年前出现持续的胃痛，到医院检查诊断为浅表性胃炎，服药后好转。10年来每有工作压力大或者饮食不适就容易出现胃痛胃胀。一年前因为身体虚弱而练太极拳坚持到今天，身体症状有所好转。10天前一次请客吃饭，心情好多喝了一些酒，当晚失眠，第二天头痛、胃痛。

切　诊　脉弦滑而有力。

相关检查　SDS、SAS、MMPI等项检查未见明显异常。

诊　断　躯体化障碍；失眠。

病史分析　患者自幼受到家人的过度保护，形成了依恋型人格，尤其是在身体方面，家人给予过度的关注，使患者无形中接受了"身体虚弱"的暗示，产生了对家人更大的依赖。胃痛出现后家人无微不至地照顾，强化了患者对自我症状的关注，用各种方式去摆脱身体的不适症状。经过练习太极拳，身体状况好转，答谢老师喝酒过多，加上情绪兴奋，造成偶尔的失眠很正常，第二天出现头痛和胃痛也可以理解。但是患者将长期以来对胃痛症状关注而产生的焦虑、紧张、恐惧情绪，与失眠后的不适症状联系在一起，对睡眠产生了过度关注。

第二次治疗

治疗重点

1. 听汪氏催眠放松音乐20分钟后进入低阻抗状态，通过正向诱导法测试患者的敏感性较高，暗示患者神经系统很正常，对治疗很敏感，经过治疗失眠症状会很快改善。

2. 应用病史回顾技术、睡眠情绪剥离技术以及睡眠事件剥离技术，在回顾失眠发生发展的过程中让患者认识到失眠、胃痛等症状与情绪之间的关系，喝酒与胃痛和失眠之间的关系，并进行睡眠与事件、情绪的剥离。

3. 应用睡眠体验技术和抗干扰技术，体验以往入睡困难和睡眠浅的状态以及治疗后正常的睡眠过程，在体验过程中不断给予干扰，反复体验干扰后再入睡的过程，增强患者睡眠的信心。

4. 应用人工诱导放松技术引导患者放松，着重胃部、头部区域的放松，暗示患者的身体不适症状随着放松而消失。

第三次治疗

问 诊　第一次治疗后入睡较快，但睡眠质量差，睡眠较浅，胃疼、头痛的症状依然存在，依旧认为是胃疼等症状导致了失眠，迫切要求改善这种状况。

治疗重点

1. 听汪氏催眠放松音乐 20 分钟后进入低阻抗状态，在此状态下进一步引导患者放松，体验症状出现时产生的不良情绪，进行情绪与症状的剥离，体验症状随着放松逐渐消失的过程。

2. 应用睡眠人格剥离技术，通过分析患者从小形成的依恋性格对身体症状和睡眠的影响，让患者领悟疾病的根源在于自己对症状和睡眠的过度关注、对别人关心的过度期待以及"自幼身体虚弱"的不良暗示，从而摆脱对症状和治疗的依恋，正视自身的问题。

3. 应用睡眠认知导入技术，针对患者不合理的归因模式（*将失眠归因为喝酒和胃痛*）进行认知导入。

4. 继续应用睡眠再体验技术和抗干扰技术，针对患者睡眠浅的状况给予对症处理。

5. 应用睡眠信心增强技术，分析上次治疗疗效欠佳的原因在于患者急于要解除身体的不适症状，带着心理负担去睡眠，破坏了自然的睡眠过程。通过这次治疗，正视身体症状的存在，顺其自然地去睡眠，治疗效果会更好。

第四次治疗

问 诊 第二次治疗后患者症状明显好转，没有出现胃痛和头痛症状，睡眠状态良好，意识到自己对家人的依恋和对关爱的期待是很不成熟的，开始思考自身的问题，为防止复发前来巩固治疗。

治疗重点

1. 听汪氏催眠放松音乐 20 分钟后进入低阻抗状态，在此状态下应用睡眠信心增强技术，肯定患者在治疗中取得的进步，继续增强睡眠信心。

2. 应用对比再成长技术，在低阻抗状态下让患者看到两个不同模式成长的自己，一个是依恋、胆小、敏感的自己；一个是独立、大胆、自信的自己，在对比中进一步看到自身的问题。

3. 应用睡眠再体验技术和预治疗技术，针对患者以后还会偶尔出现的身体不适症状给予预先的体验，以及在症状出现后自然地睡眠。

4. 结合行为疗法引导患者增加运动，增加交流，控制饮酒。

部分导入词节选

躯体症状影响失眠的部分诱导词

一直以来你认为自己的身体糟糕透了，自从失眠后你的身体出现了各种各样的症状，比如：头痛、耳鸣、脑鸣、心慌、胸闷，等等。每当躺在床上时你都胆战心惊，害怕这些症状出现会影响自己的睡眠，而每次这些症状就在你担心的时候悄悄地出现了。想象躺在床上忍受这些身体症状带来的痛苦情景，体验那种痛苦感觉。你回忆得非常清楚，本来劳累该休息了，但这些症状却折磨着你，使你睡意全无，于是你变得更加烦躁，更加焦虑，你讨厌这种痛苦的感觉，排斥这种痛苦的体验，但你无能为力。这种痛苦的感觉变得越来越重，一晚上你都没有睡好，心情很糟糕，情绪很烦躁，第二天觉得没有精神，似乎身体症状变得更加严重。为了摆脱这些症状你四处求医，吃了各种各样的药物，并对自己的身体状况产生怀疑。在这种不良情绪中度过白天，到了晚上又开始担心症状的出现，再一次破坏了正常的睡眠过程。就这样你一步步陷入了"关注身体症状—产生不良情绪—破坏正常睡眠—失眠—焦虑、恐惧"的情绪又加重身体症状这样一个恶性循环里。长时间以来你一直无法摆脱这种恶性循环，变得越来越痛苦。

其实你的失眠是由身体症状产生的不良情绪而引起，并且在这种不良情绪的持续作用下而加重，不是由身体症状直接造成的。本来人的身心在经过一天劳累之后有些不舒服的感觉是正常的，那是大脑和身体都需要休息的一种表现，只是由于你认真敏感的性格，对身体过度关注而把这种不舒服感放大了，并且这种感觉产生在睡觉之前，所以你自然而然地把这种不良情绪带到了睡眠中，你的失眠就是这样形成的。现在你应该明白了，只要放下对身体症状的关注，把睡眠与身体症状带来的不良情绪剥离开，你就会慢慢恢复正常的睡眠。

现在你的意念带动你整个身心飘到今天晚上，经过今天的治疗，你明白了头痛、脑鸣、耳鸣、心慌、胸闷等等一切症状与睡眠无关，经过一天的劳累，出现一些不舒服的症状是正常的，说明你已经很累了，累了就应该睡得更好，所以即使出现了那些症状你也不去在乎，保持放松的状态，先睡心后睡眠，很快地你就睡着了，而且睡得比平时更香，一直睡到第二天早晨，阳光明媚，你也有了一种从未有过的舒适、轻松感觉。带着这种感觉开始一天的生活和工作，把更多的精力、注意力投入到工作和生活中，不再关注你身体上的不舒服症状，反而感觉身体变得很健康，白天尽情地让自己忙碌起来，晚上累了就自然而然地睡下去。相信经过一段时间的治疗和自我调整，你的身体状况和睡眠状况会得到很大的改善，你会重新恢复健康，并有了优质的睡眠。

小 结　本案例中患者把自己失眠的原因归结为身体出现的各项症

状，认为胃部的症状是导致失眠的原因，而没有看到自己在出现胃部症状后产生的担心和焦虑情绪对睡眠的影响。没有认识到自己从小形成的对家人的依恋性格及对身体的过度关注带来的影响，因此第二次治疗效果不明显，第三次和第四次的治疗重点则在于帮助患者认识失眠的根本原因，并进行人格与睡眠的剥离，淡化对身体症状和睡眠的过度关注，即取得了较好的治疗效果。

案例六：受家庭遗传暗示所致失眠

某某，女，14 岁，初中生。

主　诉　间断失眠 6 年，加重 1 年。

第一次失眠的情况　6 年前妈妈出国，第一次离开爸爸妈妈住在姥姥家，经常晚睡晚起，凌晨 2 点睡觉，早晨 10 点起床。此后每晚睡觉前就会担心，渐渐出现睡眠问题，主要是睡眠时相后移。

失眠加重的情况　一年前因为升入初中后学校离家较远，不得不早起，觉得睡眠时间严重不足，加上经常听姥姥说自己、妈妈、舅舅都有失眠，家里有失眠的基因，因此睡前更加紧张，出现入睡困难和中途易醒，失眠加重。

现在的睡眠情况　晚上 8 点有睡意，但因为没有做完作业不能睡，到 11 点想睡就全无睡意了。晚上 11 点半上床，入睡需要 1~2 小时，半夜易醒，醒后总是担心再也睡不着，再入睡需要 30 分钟左右。担心失眠后第二天会身体不好，免疫力下降。早晨 6 点半起床，白天疲乏困倦，注意力下降。

其他情况　2 岁与母亲分床，独自一个房间到 8 岁。平时父亲工作忙，主要是母亲照顾。睡前常听妈妈讲故事，在她出国的 5 年间，每晚都是听着录音机里讲故事入睡，妈妈回来后又在一起睡觉。学习成绩好，容易紧张，每到考试的时候就会发烧。胆小听话。

初次就诊过程

望　诊　患者面部表情羞涩，稍有倦容，体型瘦小，一直牵着母亲的手。舌质红，苔薄黄。

　　闻　诊　声音低微，表达自如。

　　问　诊　目前患者因为睡眠问题压力较大，已经影响到了日常学习。白天利用课间和中午的时间补充睡眠，周末不想起床，总想多睡一会。曾服用中药治疗，效果不佳，害怕西药的副作用不肯服用。家里人都认为失眠会遗传，担心治不好。

　　切　诊　脉弦滑。

　　相关检查　SCL–90、SDS、SAS、MMPI 等项检查未见明显异常。

　　诊　断　失眠；睡眠时相后移。

　　病史分析　患者从小由母亲带大，一直跟妈妈睡在一起，无形中对母亲形成了过多的依恋。6 年前因为母亲的离开出现暂时的分离焦虑，白天有很多事情要做掩饰了这种焦虑被，但是晚上睡前没有妈妈的陪伴，焦虑增加，出现偶尔的入睡困难也是正常的。但是姥姥没有及时给予正确的解释，反而将失眠归因为家里的遗传因素，并反复强调这一观点。患者不断受到暗示，也坚信自己的失眠是遗传的，无法根治，因此加重了对失眠的恐惧。一年前因为要早起产生不情愿的情绪，并把这种情绪归因为没有睡好，加重了失眠的负担，综合原因导致患者原本睡眠时相后移问题转为失眠。

　　第二次治疗

　　治疗重点

　　1. 用汪氏催眠放松音乐放松过程中，患者自觉呼吸困难不能放松，调整侧卧位后采用人工诱导放松方式，10 分钟左右患者进入低阻抗状态。

　　2. 在低阻抗状态下通过正向诱导法测试患者的敏感性较高，暗示患者神经系统很正常，对治疗很敏感，治疗效果会很好。

　　3. 应用睡眠认知导入技术，针对患者"我的失眠是遗传的"这一错误认知进行认知导入，淡化对睡眠的恐惧。

　　4. 应用睡眠再体验技术和情绪睡眠剥离技术，引导患者体验入睡困难、早醒、早晨艰难起床的过程，体验在这一过程中产生的不良情绪，并与睡眠进行剥离；体验治疗后正常的睡眠过程，反复体验自然的睡眠感觉，增强患者的睡眠信心。

5. 将患者唤醒，嘱患者晚上自然地学习，累了再去上床，早晨按时起床，逐渐调整后移的睡眠时相，把睡眠当做自然的事情。

第三次治疗

问 诊 经过一次治疗后，晚上 8 点没有像以往一样那么困倦，10 点左右做完作业，洗澡后即上床，30 分钟左右就睡着。中途醒来 2 次，但是没有以前那样担心，很快就睡着了。6 点起床，白天仍然有困倦，中午想要睡觉没有睡着。回去后跟姥姥讲失眠不是遗传的，是自然的过程。

治疗重点

1. 听汪氏催眠放松音乐 20 分钟后进入低阻抗状态，在此状态下应用睡眠信心增强技术，肯定患者在治疗中取得的进步，继续增强睡眠信心。

2. 应用病史回顾技术和情绪睡眠剥离技术，通过回顾 6 年前与母亲分离后入睡困难的情景，体验当时的分离焦虑，明确失眠与情绪之间的关系并进行剥离。

3. 应用人格睡眠剥离技术，在病史回顾过程中让患者看到母亲的过度保护使自己形成了依恋型人格，随着母亲的离开而产生强烈的不安全感，把依恋转移到录音故事上，转移到睡眠上，才造成对睡眠的过度关注。通过人格睡眠剥离技术，减少患者对睡眠的依恋。

4. 应用睡眠认知导入技术，针对患者一些错误认知如：睡眠时间越长越好、晚上没睡好白天应该补觉、睡眠是遗传的等，进行睡眠认知导入。

5. 应用睡眠环境适应技术和抗干扰技术，针对中途易醒症状给予对症处理。

6. 将患者唤醒，并嘱患者增加交流，更多地与同学交往，训练自己独立的能力。

小 结 本案例中的患者，因受"家里人都有失眠、失眠是遗传的"这一不良暗示，偶尔一次失眠，即认为自己也遗传了家族失眠，而产生对睡眠的过度关注。治疗重点在于让患者摆脱这种不良暗示的影响，经过三次治疗，患者恢复自然睡眠状态，白天精力充沛，自觉满意。但患者形成的依恋人格需要较长时间的调整，在此不做具体介绍。

案例七：耳聋导致失眠

梁某，女，47岁。

主 诉 偏头痛伴入睡困难，间断发作30年，加重伴头晕耳聋2个月。

第一次失眠情况 30年前因受惊吓出现头痛，伴入睡困难，劳累后加重，时伴恶心呕吐，30年来间断发作，未系统诊治。

目前的睡眠状况 右侧卧位时头晕，同时右耳耳聋，自觉到处都是噪音，脑中有炸裂感，伴焦虑烦躁，严重影响睡眠。晚上11点上床，常彻夜不能入睡，日间疲乏，头痛频繁发作。

其他情况 2月前因孩子高考填报志愿及家庭琐事，出现紧张焦虑情绪，5月15日夜突发右耳鸣，听力下降，头晕，恶心欲吐，自觉到处都是噪音，脑中有炸裂感，伴焦虑烦躁，严重影响睡眠。医院急诊查脑CT、心电图、血压等未见异常，耳鼻喉科查右耳听力零级。经住院输液（具体药物不详）、高压氧治疗20余天，眩晕暂时控制，听力无明显好转。出院后反复在北京各大医院检查，均未发现器质性病变。

第一次就诊情况

望 诊 表情痛苦，情绪低落，神思恍惚，舌红少苔。

闻 诊 语言急迫，语速急切。

问 诊 听力下降，耳鸣，脑鸣，失眠，头痛，盗汗，心烦，易惊，手足心热，口苦咽干，食欲差。对自己的发病及治疗经过描述得非常清晰，反复叙述要让医生给自己做听力检查，找到病因，不希望用谈话治疗。

切 诊 脉弦数。

相关检查 MMPI：疑病89；SCL90：躯体化90。

诊 断 躯体形式障碍；失眠症。

病史分析 患者到睡眠门诊就诊，但导致她失眠的主要问题却是不明原因引起的耳聋耳鸣。经过系统性检查排除器质性病变，并根据心理睡眠专科的量表测试结果，可以初步判断患者的耳聋耳鸣症状是一种由内在心理冲突导致的躯体化症状。患者长期怀疑自己患有器质性疾病，反复就医，符合疑病神经症症状。结合患者所述发病过程，其长时间的压力过大和焦虑情绪没有得到合理有效的释放，可能为其心理问题的主要原因。

第二次治疗过程

治疗要点：

1. 听汪氏催眠诱导音乐进行放松，使其很快进入低阻抗状态。由于患者主诉右耳听力下降，所以把音响放到患者的左侧，尽量调高音量，确保患者可以听到诱导音乐。

2. 放松 10 分钟后，以语言暗示，稳定其情绪，继续让其听放松音乐 5 分钟，情绪稳定。

3. 应用睡眠环境剥离技术，进行耳鸣中噪音与睡眠的剥离，让患者理解睡眠是自然的过程，"困倦—睡眠"是独立的机制，入睡不会被任何听觉上的干扰所影响；暗示患者即使在强烈的耳鸣中依然可以体验到困倦，能自然入睡。通过分析发病路线图及进一步询问病史，判断患者阻抗较大，可以接受自己的躯体症状与情绪有关，也很想摆脱身体疾病的困扰，但是拒绝承认自己的耳聋是心因性的，对心理治疗的疗效表示怀疑，不想进行心理治疗，反复表明自己的耳朵听不清楚。因此，第一次治疗主要是降低患者的阻抗，从患者的身体症状（头晕、失眠）出发进行正向诱导，目的是让患者感觉到一种舒服感、愉悦感，暂时解除一些症状和痛苦，以便提高患者的依从性。

4. 将患者唤醒，保持其舒服感、愉悦感。

第三次治疗过程

问 诊 经过上周的治疗感觉很好，当晚睡一觉醒来发现拨动耳屏能听见微弱的声音，使患者兴奋不已，对治愈有了信心。

治疗要点

1. 听汪氏放松音乐 20 分钟，以快速催眠的方法使其很快进入低阻抗状态，并进行深化诱导。

2. 使用 TIP 病史回顾技术，引导患者重新体验第一次失眠时的情景和焦虑情绪，释放患者压抑已久的不良情绪。针对患者的成长经历，在低阻抗状态下让患者重新经历给她造成影响的那些事情，看到自己成长过程中存在的问题以及原因。通过恰当的共情，让患者把内心的压抑、委屈用哭的方式释放出来，达到治疗的目的。

3. 结束治疗，唤醒患者之前再让其听 5 分钟放松音乐，一方面可以稳定情绪，另一方面缓解患者因哭泣产生的尴尬情绪，以达到降低阻抗的目的。

第四次治疗过程

问 诊 患者反馈：

汪院长您好，上次治疗回家当晚，我发现自己的耳朵可以听见一些声音了，真的很开心。这一发现让我激动得后半夜几乎再也没睡着，幻想着治好后一定要去我住过的医院，让那些认为我希望听力恢复 80% 的想法不现实的医生护士们看看，我彻底好了！可睡到清晨翻身时，一阵眩晕使我耳朵又回到了刚发病时的堵塞状态，微弱的听力也随即烟消云散。我感到非常恐惧，但是有效果了我就会积极配合治疗。

上次治疗中，我回忆起自己的一生，感觉非常难过，从小没有人疼爱，我必须要很听话、很懂事、很努力才能不被别人伤害，每天都小心翼翼地活在自己的世界里。我不愿意表达自己的痛苦和委屈，因为表达了也没有人同情我，只能引来别人的嘲笑。一直生活在压抑中，看着别人的脸色生活。女儿是我唯一可以倾诉的人，她要参加高考了，她那么优秀，我很自豪。她评优落选确实让我很难以接受，加上那段时间发生了很多事情，我真的有点不知所措了。您的分析真的很正确，我相信我会很快好起来的。

1. 用汪氏催眠放松功进行诱导放松，使患者进入低阻抗状态。在此状态下，应用认知领悟技术，引导患者进一步了解自己是如何从一步步的逃避中走到听不到声音的境地。告诉患者实际上其听力并没有消失，是因为讨厌声音、恐惧声音引起的耳聋，而现在这个状态，应对各种声音都无所畏惧（医生连续敲击桌子发出很大的声音，患者保持安静的状态，没有其他反应）。患者现在明白了，耳聋是由于当时处在一系列繁杂的事情中导致的焦虑情绪引起的，之所以耳聋时好时坏，一个小小的兴奋都会影响整晚的睡眠，说明其自我情绪控制能力较差。人的神经系统很强大，它可以过滤我们听到的信息，我们带着愉悦平静的心情去听，就会听到悦耳的和我们愿意听到的声音，而那些刺耳的声音会被忽略掉。我们带着焦虑烦躁的心情去听，就会听到刺耳的和我们不愿意听到的声音，并且那些声音会被放大，这就是情绪的巨大作用。

2. 再次应用环境睡眠剥离技术，引导患者进入嘈杂的环境中去：

现在你的意念带动你整个的身心飘到一个菜市场，菜市场里面非常喧哗，有各种吆喝声，你带着喜悦的心情去听那些声音，正是这些吆喝声、讨价还价声才构成了我们丰富多彩的生活，这些声音是最平实又美丽的声音，你听得很清楚。

你的意念带动你再飘火车上，车厢里都是人们说话的声音，你也带着愉悦的心情在听，那正是人们回家时喜悦的声音。

意念带动你再飘回到家中，电视里正在演战争片，枪炮声响成一片，你也带着喜悦的心情去听，正是那些枪炮声让电视剧变得更加真实，让我们体会到战争即将胜利的喜悦。

现在让患者知道了自己生病的过程，所以无论什么声音都是一样的，不再把感情表达放到声音上，把对事情的讨厌转移到对声音的讨厌上，因为带着讨厌的情绪就听不见声音了。

3. 运用升华领悟技术：

　　　　生活中有各种各样的声音，没有声音生活也就缺少了色彩，
所以声音并不讨厌，也不恐惧，只要你不把自己的坏情绪带到
生活中。不排斥、不讨厌声音的刺激，摆脱压力带来的焦虑，
不去压抑和逃避，你就会听到各种声音了。

第五次治疗过程

治疗要点

1. 听汪氏放松音乐 20 分钟，以快速催眠的方法使其很快进入低阻抗
状态，并进行深化诱导。

2. 使用 TIP 技术中的抗干扰技术，引导患者注意放松的感觉（医生
连续猛拍床板，连续跺脚，制造噪音，让患者在低阻抗状态下提高抗干
扰的能力）。

3. 导入有关声音与身体健康之间关系的认知：

　　　　我们都生活在嘈杂的社会中，声音的存在是为了让我们更
好地了解和适应这个世界。声音本身没有好坏之分，虽然巨大
的噪音会影响人的身体和心理健康，但平时生活中的声音不会
导致耳聋。

4. 引导患者从过去的逃避状态走出来：

　　　　过去的已经过去了，你不再把幼年、童年时期的幼稚情绪
带到现在的症状中，也不再把逃避的心态带到对声音的逃避上。

5. 导入对孩子评优落选的正确认知，让患者释怀这件事情带来的消
极情绪：

　　　　孩子评优落选是一件意料之外的事情，造成情绪上的变化
是正常的；成熟的应对方式应该是积极寻找可以补救的方法，
在补救不了的时候想好下一步该怎么做。应先稳定自己的情绪，
再去稳定孩子的情绪。但你却因为这件事情变得很焦虑，用了
小时候不成熟的应对方式，把过多的压力和负面情绪堆积到自
己身上，而又无力去解决，所以你就把这种不良情绪转移到躯体症状上，

用耳聋的方式来逃避问题。

6. 导入对疾病的正确认识：

现在你对自己的病情已经有了更深一步的认识，自己应对问题、控制情绪的能力不足，而这又与你幼年、童年、青年时期经历的各种事件以及父母的教养方式密切相关。虽然耳聋状况已经得到改善，但由于你性格中的某些方面还停留在小时候，还不够成熟，如果想以后遇到困难不再出现目前的状况，你还需要从根本上改变自己。在以后的治疗中，我会给你设计很多你没有经历过的情景和故事，创建一种全新的成长模式和成长感觉，让你在这种模式中重新成长，成为一个大胆、自信、独立、敢于面对现实的全新的自己。

部分导入词节选

深入诱导放松的部分诱导词

现在请你想象自己带着轻松愉悦的心情步入电梯，下面我每数一个数电梯就会带着你升高一层，你是很安全的，随着我的引导让电梯带着你开始一段放松的旅程。好，现在电梯开始上升，1…2…3…4，电梯慢慢升高；5…6…7…8…9，电梯越升越高；10…11…12，电梯越升越高，外面所有的事物都离你越来越远；13…14…15…16，外面所有的烦恼与痛苦都离你越来越远；17…18…19…20，电梯继续升高，随着电梯的升高，你抛弃所有的烦恼和忧愁，感觉身体内部空空荡荡；21…22…23，电梯越升越高，你仿佛飘到了半空中，周围变得越来越安静。好，现在电梯门打开了，你走出电梯，仿佛进入了浩瀚的太空中，周围非常的安静，你飘在空阔而美丽的太空中，周围是一望无际的星空，你感觉自己的身体变得越来越轻，周围什么声音也没有，你只能听到我的声音。现在，你看着一颗星星飘到了你的眼前，多么美丽的一颗星星，你盯着这颗，看着它向远处飘走，那颗星星越飘越远，变得越来越小，你感觉自己的眼皮越来越沉，越来越沉，看到的那颗星星越来越小，越来越小，慢慢地你仿佛看不到它了，你的眼睛渐渐地合上了，眼皮越来越沉，你再也不想睁开眼睛，外边任何的干扰都离你远去，你只能听到我的声音了……

针对入睡困难的部分诱导词

你的意念带动整个身心飘到失眠的那个晚上，因为一直以来你总认为自己睡眠不佳，并对失眠后果无端恐惧、焦躁和不安，这种焦虑心境反而导致失眠加重。你躺在床上，开始思考今晚会不会失眠？如果睡不着第二天会不会精神疲惫、消沉而身体不适？过度的担心和恐惧带来精神和身体的紧张，本来有的睡眠感消失了，你开始翻来复去睡不着，越睡不着你越担心、越焦虑；越焦虑你就越睡不着，不断陷入睡眠与情绪的恶性循环中，你想让自己赶紧入睡，却加重了对入睡的恐惧，破坏了自然的睡眠状态，你在恐惧和焦虑中度过每一个不眠的夜晚，失眠一步步加重。

现在，你明白了这个道理，不再早早上床去等待睡眠，而是做你想做和该做的事情，累了躺在床上，相信睡眠是一件自然的事情，不去担心和恐惧睡眠，先睡心后睡眼很快就睡着了。

小 结 躯体形式障碍继发入睡困难为主诉的患者，多由长期压抑的情绪及生活中的压力事件导致一定的心理障碍，其内在的心理冲突外化在躯体之中，形成了各种躯体障碍，而这种心因性的躯体障碍又会成为影响患者入睡质量的主要因素。在治疗过程中，单纯针对失眠症状进行治疗难以起效，需要重点估计其心因性的躯体障碍，并进一步化解其心理的内在冲突，完善其本身人格中的缺陷，才能使这类患者得到根本性的治愈。

第三节　对人治疗

案例一：依恋型失眠（依恋家人）

苏某，女，59岁，本科，会计。

主诉　间断失眠7年，加重3年

初次失眠情况

2006年，患者的出纳工作压力很大，因牵扯到一起纠纷中，被法院传讯。同年，买的股票行情不好，为是否卖掉而纠结，开始出现失眠。

失眠加重情况

2009年，为女儿筹办婚礼时与女儿发生矛盾，女儿出嫁后失眠加重。

现在睡眠状况

晚上9点半上床，服氯硝西泮2片，或阿普唑仑2片，或艾司唑仑2片，服药后1小时左右入睡，不服药整夜不眠。眠浅易醒，醒四五次，多梦。早晨6点起床，出虚汗，食欲差。

其他情况

患者父亲在其11岁时车祸去世，导致患者思念且很自卑，一直延续到参加工作前。工作后不久，不慎工伤，头部留有一个疤痕，无头发，为此也备受打击。母亲被误诊为肺癌。离婚多年的大弟弟得了脑血栓，做生意也不顺利，等等。

初次就诊情况

望诊　表情痛苦，精神差，舌质红、苔白。

闻诊　语声微高，语言连贯。

问诊　了解患者失眠的详细病史。

切诊　脉弦。

相关检查　SAS、SDS、SCL-90检查轻度焦虑。

诊断　原发性失眠。

病史分析　自幼父亲对患者宠爱有加，患者对父亲极其依恋，父亲去世后，把依恋寄托在未来丈夫身上，结果丈夫与自己常猜疑，于是把这份依恋转化到对事业的追求，再到后来转移到自己的女儿。患者一直寻求来自别人的关爱，女儿出嫁后，失去了最后的依恋，多年来内心的压抑和委屈爆发。患者的失眠就是过度关注的结果，是把以往的各种依赖都转移到了睡眠中来，认为只要睡好了就一切都会好起来。

第二次治疗过程

治疗要点

1. 正向诱导。听汪氏催眠音乐 20 分钟左右进入低阻抗状态，测试患者对 TIP 疗法的敏感性，应用合理暗示增强患者的治疗信心。

2. 在低阻抗状态下进行病史回顾，分析领悟失眠发生发展的全过程及原因。

3. 应用睡眠再体验技术，引导患者体验正常的睡眠过程，增强睡眠信心。

第三次治疗过程

问 诊 经过第一次治疗，患者 12 点上床，入睡困难改善，但是有中途易醒发生，夜醒 3~4 次，醒后半个小时后才可入睡。

治疗要点

1. 用汪氏催眠音乐进行诱导放松，15 分钟后患者进入低阻抗状态。

2. 针对夜间易醒及醒后难以入睡导入诱导词。

第四次治疗过程

问 诊 经过治疗，患者中途易醒状况有所改善，但仍有入睡困难。

治疗要点

1. 用汪氏催眠音乐进行诱导放松，13 分钟后患者进入低阻抗状态。

2. 帮助患者分析领悟失眠的过程和对睡眠的过度关注。

第五次治疗过程

治疗要点

1. 用汪氏催眠音乐进行诱导放松，15 分钟后患者进入低阻抗状态。

2. 进一步强化对入睡困难、早醒的认知，体验正常的睡眠过程。

部分导入词节选

正常睡眠过程体验部分诱导词

　　继续保持这种状态，你很敏感，你的意念带动整个身心飘到今天晚上。11点半了，你吃的药很快起了作用，躺在床上先睡心后睡眠，把原来对睡眠的错误认知转变过来，不再强迫自己入睡，反而很快就睡着了，什么干扰对你都不起作用。（巨大刺激）你中途醒来，知道这是自然的，所以既不紧张也不害怕，喝了点水上床又睡着了。你不再害怕失眠，也不再想着白天补觉，白天困了但没有睡，去做自己想做的事情，这样就会慢慢恢复正常的睡眠。现在你飘到明天晚上、后天晚上，因为白天太累了，所以晚上躺下就睡，睡得很香，中途醒来也不在乎，一直睡到了第二天早晨醒来，阳光明媚，可以精力充沛地去工作。这样你的睡眠一点点恢复了正常，相信经过几次调整，您会睡得越来越好。

睡眠过度关注部分诱导词

　　你的意念带动整个身心飘回到童年3~5岁时，你的家人大多喜欢你的弟弟，只有父亲疼爱你。11岁时，父亲去世，那种感觉很痛苦，你在内心深处呼唤着父亲，父亲的在天之灵也在守护着你……23岁时，你的面部被烫伤，留有疤痕的地方不长头发，对一个爱美的女孩来说是一件多么残忍的事情！你的内心深处再次受到了打击，小时候失去父亲的那种感觉又回来了。结婚后，本想能得到丈夫的爱，但你们经常因为小事生气、吵架，你又一次地失望，于是把所有心思都放在了工作上，可又受了很大的委屈。之后母亲被误诊为胃癌，你又面临失去母亲的痛苦；大弟弟病了，二弟弟没有成家，你一直在这种不安宁中生活，经历了一件件事情的你再也没有幸福感。后来你与女儿相依为命，女儿出嫁后多年来内心的压抑和委屈开始爆发——你失眠了，而一个失眠就折磨了你5年。你开始回想自己的一生，从对家人的依恋转到对睡眠的依恋，其实失眠就是过度关注的结果，是你把以往的各种依赖都转移到睡眠中来，认为只要睡好了就一切都会好起来。你现在应该有更多的追求，每天去更忙碌地生活，只有把关注点转移到追求更美好的生活上来，你才能很快从睡眠的痛苦中走出来。你要靠自己，而不是像以前依赖父亲和女儿一样依恋着医生和药物的治疗，逐渐摆脱依赖才能更好地生活。

小 结 患者一直在寻求着来自别人的关爱，其失眠就是过度关注的结果，是患者把以往的各种依赖都转移到了睡眠中来。治疗重点是导入患者对睡眠的正确认知，逐渐摆脱依赖，解除对睡眠的过度关注，把自己的关注点转移到追求更美好的生活上。经过治疗，患者睡眠状况好转，效果满意，因家住外地终止治疗。

案例二：依恋型失眠（依恋家人）

竭某某，男，59岁，普通工人。

主 诉 入睡困难，早醒9个月

第一次失眠情况

9个月前老伴去世，非常想哭但一直忍着，料理完丧事10天后出现失眠。

现在睡眠状况

每天晚上8点至8点半上床，喝点酒就可以入睡，或服用艾司唑仑片1mg后，1小时可以入睡，不喝酒或者不服药就彻夜不眠。每晚能睡2~3个小时，醒后再难以入睡，一直躺到早晨6点起床，中午可以睡1个小时。2013年8月开始于广安门医院门诊服用中药，前10天有好转，后来效果不明显，耳鸣，腹胀，胃胀，四肢无力。

其他情况

老伴生病20多年，一直是自己照顾。

初次就诊情况

望 诊 表情凝重，眉愁苦脸，舌质淡薄黄。

闻 诊 声音低沉，表达断续，抽泣。

问 诊 失眠 8 余年。患者主要以"入睡困难，早醒 9 个月"为主症来医院求治。经询问病史，与 9 个月前老伴去世有关。 ……

切 诊 脉沉而缓。

相关检查 SDS、SAS、MMPI 等项检查未提示明显异常。

诊 断 原发性失眠症。

病史分析

老伴生病 20 多年，自己一直照顾，并且还要抚养女儿。在与老伴相依为命的生活中，妻子成了依恋的亲人，但也同时压抑了几十年。老伴走了，患者感觉失去了依赖，丧失了生活的目标，于是出现第一次失眠。失眠后，患者又把烦恼、忧愁转移到对睡眠的关注上。

第二次治疗过程

治疗重点

1. 以快速催眠的方法使其很快进入低阻抗状态，并进行深化诱导。

2. 10 分钟后，应用睡眠调控技术进行睡眠认知，体验过去的失眠，导入正常睡眠体验。

第三次治疗过程

问 诊 上次治疗后睡眠改善不明显，需用喝酒来帮助睡眠。

治疗重点

1. 以快速催眠的方法使其很快进入低阻抗状态，并进行深化诱导。

2. 10 分钟后进行病史回顾分析，帮助患者领悟失眠发生发展的过程。

第四次治疗过程

问 诊 第 3 次治疗后睡眠好转，前两天没有服用药物，后几天服用 1 片安定帮助睡眠，但没有饮酒，身体不适症状减轻。

治疗重点

1. 用瑜珈放松功进行诱导。

2. 当瑜珈功练至 15 分钟时，引导患者正确对待睡眠，释放内心的压抑，需找新的情感。

部分导入词节选

病史回顾分析领悟部分诱导词

你从小时候起，就一定经历了人生的风风雨雨，小时候的贫穷，回忆得非常清楚，3 岁、5 岁，回忆得非常清楚；7 岁、8 岁、11 岁、12 岁，在那个贫穷落后的时代，艰难生活，经历了风雨，从小就承担起家里的事务；到 17 岁、18 岁、19 岁、20 岁、21 岁，结婚了，之后生儿育女，回忆得非常清楚。老伴生病，一病 20 多年，含辛茹苦地照顾老伴，日夜操劳，一定付出了很多，很不容易，既要抚养女儿，又要伺候老伴，太痛苦了。你完全承担着照顾妻子的义务，一直 20 多年。俗话说"久病床前无孝子"，更何况是丈夫？你压抑了自己 20 多年。

3 月 5 号，老伴去世，那种感觉很痛苦了。对老伴来说，她解脱了，但你们相依为命几十年，一旦失去你很不适应。

6 号，送走了妻子。在过去的 20 多年，你把全部的情感、期望都寄托在老伴身上，突然老伴走了，你感到一种依赖的丧失——原来虽然辛苦操劳，但对老伴有一种依恋，现在依恋没了，但作为男子汉还须强忍，于是出现了第一次的失眠。

9 号、10 号，失眠后，你的烦恼、忧愁都转移到对睡眠的关注上。经历了这么久的一个压抑过程。老伴去世，你无所适从，就陷入了痛苦的深渊，借酒消愁，不知以后该怎样生活，所以将情感依恋转移到期待睡眠的过程中。

经过治疗，你已经懂得了如何从旧的生活中走出来，重新寻找新生活，这样老伴的在天之灵也会得到慰藉，因为你已经做的很好了。

重新振作起来，运动，生活，不再借酒消愁、压抑自我，不再有任何觉得对不起妻子、女儿的感觉，从过去的抑郁中走出来，把以前照顾妻子的精力用到寻找新的生活中，而不再过度关注自己的身体、睡眠。

后面的治疗，将会引导你摆脱过去的情感缠绕，找回自我，妻子也一定希望她的丈夫能够幸福、快乐。

情绪与睡眠剥离部分诱导词

继续保持这种放松的状态，注意你身体内部空空荡荡的感觉，你的意念带动整个身心飘到家中，老伴走了，孩子上班，你没有情感寄托的地方，本来睡眠跟这些没什么关系。有什么想法，跟孩子交流，把他们当做朋友。带着真诚的心去结识新的老伴，孩子肯定会理解你。人一辈子能为别人奉献，说明自己有能力、有精力，要多交流，多结交朋友，把自己投入到社会中，寻找精神寄托的地方，社会活动多，精力和体力消耗大，身体就会累，晚上睡觉也就会更快、更香了。

小 结 患者对妻子有几十年的依恋，突然失去后，便将情感依恋转移到期待睡眠的过程中。治疗重点在于告诉患者正确对待睡眠，释放内心的压抑，需找新的情感，摆脱依恋。经过 4 次治疗，患者不服药物也可睡 5~6 小时，对这一睡眠状态感到满意，未再继续治疗。

案例三：依恋型失眠（依恋催眠药物）

朱某某，女，52 岁，个体经营者。

主 诉 失眠 16 余年，加重 2 年。

初次失眠情况

1997 年，丈夫去意大利工作，不舍得离开丈夫，心里很难受，但是当着丈夫的面没哭，丈夫登机后控制不住哭了，当天晚上失眠，之后睡眠一直很差。

失眠加重情况

2002 年，带儿女去意大利找丈夫，失眠一直间断发作。2009 年，自己做生意，压力较大，失眠加重。2011 年 8 月，为治失眠回国，服用中药，尝试针灸、推拿，效果均不佳。

现在的睡眠状况

现晚上 10 点准时上床，入睡困难，想各种各样的事情，有高兴的，也有不高兴，需要 1~2 小时候才可入睡；睡眠浅，3~4 小时醒，醒后再入睡困难；早晨 7、8 点起床，白天精神尚可。平常生活注重规律，无明显焦虑抑郁情绪。

其他情况

从小家庭环境一般，自己是老大，有 3 个弟弟，受父母宠爱，从未离开过父母。从小未受过挫折，生活顺利，学习一般。结婚后夫妻感情很好，丈夫孩子都顺着自己。丈夫是货车司机，没有长时间离开过，最多离开半个月，自己也没有失眠。丈夫出国后住到父母家，现在仍受父母照顾。

初次就诊情况

望 诊　表情正常，精神差，舌质红、苔白。

闻 诊　语声低微，语速正常，语言连贯。

问 诊　了解患者失眠的详细病史。

切 诊　脉弦。

相关检查　SDS、SCL-90 检查未发现明显异常。

诊 断　原发性失眠。

病史分析

患者自幼生活顺利，受父母宠爱，形成了对父母的依恋。婚后丈夫与孩子都顺从自己，几乎从未与丈夫分开，患者将对父母的依恋转移到了丈夫身上。丈夫出国后，患者将对丈夫的依恋又转移到了睡眠上，对睡眠过度关注，对失眠过分担心，因此形成了长期的失眠。

第二次治疗过程

196

治疗要点

1. 听汪氏催眠音乐 20 分钟左右进入低阻抗状态。

2. 正向诱导，测试患者对 TIP 疗法的敏感性（该患者呈阳性），应用合理暗示增强患者的治疗信心。

> 继续保持这种放松的状态，想象你的头顶有一个火红的太阳，我的手心是很温热的，这股温暖的热流以最快的速度到达你的头部、面部、颈部、肩部、胸部和腰部，你的腰部很快地温暖了起来。如果腰部有了这种温暖的感觉，请你把右手拇指动一下（患者拇指动了一下）。你现在很放松，你的神经系统非常敏感，注意你身体内部空空荡荡的感觉，在这种放松的催眠状态下能很快地接受任何治疗。

3. 应用睡眠认知导入技术，引导患者正确地认识睡眠，放弃对完美睡眠状态的追求和对睡眠时间的过度关注，减少对睡前思考与睡中易醒的担心与恐惧。

> 你的督脉、神经系统都处在流动的状态，可使你晚上 11 点半上床之后能进入这种状态并很快睡去，先睡心后睡眼，晚上睡前要想事情就去想，不要排斥它，想累了就睡了；一边要想，一边又强迫自己不让想，这种矛盾的心理破坏了最自然的睡眠状态。到 11 点半，不再害怕想法的出现，想累了就睡了，睡前有思维说明还没有到睡眠的时候；越逼自己早点上床，越睡不着。晚上醒来也是正常的，正常人晚上也会醒 3~4 次，不过他们不害怕醒来，所以翻个身又睡了。你不希望自己醒来，不希望睡不着，怕睡不着第二天难受，正是因为这一念之差，破坏了你睡眠的正常状态。

> 今天晚上你醒来，或者上个厕所，或者翻个身，很快又睡了，只要觉得还没睡够，依然先睡心后睡眼，很快就睡着了。

> 神经系统的作用很大，你过去把它用在负面上，影响了你的睡眠，现在把它用在正面，很快就会入睡，明天晚上也像今

天一样很快就睡了。找到了这种感觉，下次治疗会从头开始，让你摆脱过去事情的干扰，过去的你太认真了。

第三次治疗过程

问 诊　治疗当天晚上10点上床，服用汤药后30分钟左右入睡；2点起夜一次，起夜后很快入睡；早晨5点起床排队挂号，感觉睡眠很好。

治疗要点

1. 使用病史回溯技术，分析患者失眠的原因。

　　保持现在这种状态，意念带动整个身心飘到小时候，7、8岁，在父母身边受宠，那种宠爱形成你过度关注的性格。到16岁，开始恋爱，17、18、19岁，恋爱4年，应早已摆脱依恋，做一个妻子和母亲，但你还很依恋父母。1997年，丈夫出国，当着丈夫面，你没哭，当天晚上哭了一夜，是因你失去依恋后情绪障碍造成的。你开始依恋睡眠，对丈夫的依恋转移到对睡眠的依恋上，这是你失眠的本质过程。

2. 使用以往失眠情景体验技术，使患者体会到自己的失眠与对睡眠的过度关注以及依恋性格有关。

　　现在飘回到以前的某天，你躺在床上，总是担心自己睡不着，以及睡不着引起的后果，越想睡越睡不着，在床上辗转反侧，破坏了正常的睡眠过程。昨天晚上，你服药后没有去想那么多，反而很快就睡着了，这说明只要你不关注睡眠的过程，就会睡得很好。现在你明白了失眠和一直以来形成的依恋性格有关，只要一步步走出依恋的状态，把潜意识里的依恋感觉带到意识中来，把睡眠当做一件自然的事情，以后就会睡得越来越好。

3. 使用正常睡眠过程体验技术，使患者体验自然的睡眠过程，增强睡眠信心。

　　现在你的意念带动整个身心飘到今天晚上，你不累了就不要上床，可以去做些自己想做的事情，减去一片药物；累了躺在床上，想起一些事情就想一会儿，不去克制它，不担心睡不着的后果，不去追求完美的睡眠过程，很快累了，先睡心后睡眠地睡着了，无论外面任何干扰都不会影响到你，即使中途醒来了，也不要担心和着急，很快翻个身就会又睡下去，一直睡到天亮，以后的治疗疗效就会更好。

小　结　依恋性失眠患者通常自幼受宠，没有培养独立自主意识，逐渐形成了对他人的依恋。当失去依恋对象后，经常将依恋转移至睡眠，表现为对睡眠的过度关注。然而睡眠是自然的生理过程，过于关注将打破睡眠的正常节律，于是出现失眠。而患者对失眠又十分焦虑，因此形成了失眠的恶性循环。治疗重点在于纠正患者对睡眠十分重视的错误认知，树立对睡眠的信心。

经过两次治疗后，患者睡眠状况明显改善，每晚可睡 7 小时左右，有中途醒来，但是醒来后可以很快入睡，患者自我感觉良好，因家住外地，结束治疗。

案例四：胆怯型失眠（疑病倾向）

张某某，女，67 岁，退休。

主　诉　间断失眠 32 年余，加重 3 个月。

第一次失眠情况

1979 年，35 岁时患有慢性肝损伤，经常担心自己的身体，开始出现失眠，服用中药治疗后好转。2002 年，退休后被返聘，自觉压力较大，再次出现失眠，自此失眠间断发作。

失眠加重的情况

2009 年，肝病进一步严重，为了保证身体健康，每天强迫自己晚 11 点时必须上床，每晚必须睡 9 个小时。2012 年 10 月至 12 月，去女儿家两次，出门旅游两次，没休息好，回来后体重减轻，于是很担心，认为肝病严重了，每想到此就难以入睡，失眠加重。

现在的睡眠状况

晚上 11 点上床，入睡困难，凌晨 3 点入睡，第二天下午 1 点起床，整个上午都在床上度过，即使醒了没睡够 9 个小时也不起床。夜尿多，每晚起夜 3~5 次，上完厕所后难以入睡。

其他情况

患者平时性格认真，争强好胜，从小到大都非常优秀，很受身边的人喜欢，父母非常宠爱，没有经历重大创伤性事件。

初次就诊情况

望　诊　表情忧虑，交谈尚可，面色暗淡，舌淡红，苔薄白。

闻　诊　声音正常，善言谈，较少沉默。

问　诊　间断失眠 32 年，加重 3 个月，通过问诊明确失眠的原因。

切　诊　脉略弦而有力。

相关检查　SDS、SAS、MMPI 等项检查只提示轻度焦虑。

诊　断　原发性失眠症。

病史分析

患者从小到大非常优秀，身边人喜欢，父母宠爱，逐渐形成了认真和争强好胜的性格。35 岁时患有慢性肝损伤，因为担心自己的身体出现失眠。2002 年，退休后被返聘，自觉压力较大，自此失眠间断发作。2009 年，肝病进一步严重，为了保证身体健康，强迫自己每晚睡 9 个小时。过度认真的性格关注到睡眠上，导致对失眠的恐惧和焦虑。2012 年，出门旅游没休息好，体重减轻，认为肝病严重，就此失眠加重，并引发一系列焦虑情绪，导致目前失眠与焦虑状态同时出现。

第二次治疗过程

治疗重点

用汪氏催眠放松功进行坐电梯深入诱导放松，针对患者对睡眠时间的错误认知进行分析，导入正确的睡眠认知，调整晚上正常的睡眠时相。

第三次治疗过程

问　诊　患者两周后就诊述，第一次治疗后，入睡困难明显改善，晚上 11 点上床，1 个小时左右入睡，起夜 3 次，起夜再入睡仍有困难，第二天依然是下午 1 点起床，但是自我感觉很好,本次想巩固治疗。

治疗重点

1. 应用意气功音乐放松 20 分钟后，在低阻抗状态下应用正向诱导法，诱导患者体验腰部温热的感觉，暗示其神经系统非常正常，对治疗非常敏感，增强患者治疗信心。

2. 在低阻抗状态下进行病史回顾，分析领悟失眠和起夜发生发展的全过程及原因，释放长期压抑的情绪，应用睡眠情绪剥离技术进行情绪与睡眠的剥离，让患者理解睡眠是自然的过程，入睡困难的根本原因在于带着起夜的烦恼和对身体过度担心的情绪去睡眠，睡不着后产生更多的焦虑和紧张，加重对睡眠和身体健康的担心，形成恶性循环。打破恶性循环的关键在于把睡眠看做自然的事情，顺其自然地去睡眠。

第四次治疗过程

问 诊 患者经过第二次治疗，起夜的问题得到了解决，但还保持着不良的睡眠习惯。本次治疗的重点是改善白天睡眠状况。

治疗要点

1. 用汪氏催眠音乐进行诱导放松，15 分钟后患者进入低阻抗状态。

2. 针对患者对于睡眠时间和白天睡眠的错误认知，进行分析领悟，导入正确的睡眠认知。

部分导入词节选

低阻抗状态下的正向诱导词

想象着头顶有一个火红的太阳，我手心的热流，从你头部的百会穴慢慢向下延伸到你的颈部、胸部、腰部，如果你感觉热流到了你的腰部，请动一下你右手大拇指（患者手指未动）。好，你的神经系统功能很正常，你对温度的感觉很正常，这种热流很微弱，在你的头部就散发掉了，不会到达你的腰部，这就说明你的神经系统可以很好地接受治疗。

对失眠原因分析的部分诱导词

你的意念带动整个身心飘到 35 岁的时候，你的肝损伤，导致你对身体的过度关注，但是肝病不会因为你的关注消失，反而给你增加了心理上的负担，让你因此而烦恼。你每晚强迫自己早点上床，强迫自己睡 9 小时，这会破坏正常的睡眠过程。你去女儿家，出去玩，本来是一个放松的机会，锻炼身体，体重减轻也是正常的，但你由于对身体的过度关注，开始对这一正常的情形感到焦虑、烦躁，更加关注自己的睡眠。

对起夜认识的部分诱导词

每天晚上你都因为起夜会影响睡眠而烦恼，长久以来把这种烦恼的情绪带到睡眠中来，担心自己起夜后无法继续入睡，或担心无法恢复到醒来前的睡眠状态，担心刚睡着会再次起夜，这种焦虑的情绪破坏了继续入睡的自然过程，导致起夜醒来后难以继续入睡。其实晚上起夜是每个人都会遇到的情况，这是自然的生理现象，多数人都不在乎，但你很认真，把偶尔一次起夜后难以入睡的体验强化了，经过几次这样的体验，你变得对起夜特别关注，每天晚上都在担心这个问题，而这又影响了你的睡眠过程，使你更容易在"自己一定会起夜"的不良暗示中醒来，之后又产生反感和焦虑情绪……在这种恶性循环中，你的失眠变得越来越重。

现在你明白了这一点，你的意念带动整个身心飘到今天晚上，你累了，躺在床上，不再担心今天晚上会起夜，不再害怕起夜后难以继续入睡，你相信自己，即使起夜醒来也可以很快睡下去。在这种放松的状态下，你先睡心后睡眠，很快就睡着了。中途有了上厕所的感觉，你起来上了厕所，回来后躺在床上告诉自己还没有睡醒，不去想刚才起夜的事情，也不再担心会睡不着，翻个身自然而然地又睡着了。过了两个小时，你又起夜了，还是保持放松的状态，厕所回来后很快入睡。无论你晚上起来了几次，只要不再把焦虑担心的情绪带到睡眠中，就会每次都能很快入睡。随着以后治疗的深入，你不仅可以多次起夜并很快入睡，而且随着身心的放松，深睡眠越来越多，起夜次数逐渐减少。你一定要树立治疗的信心，睡眠是一件很自然的事情，经过几次调整，你一定会获得良好的睡眠。

针对白天睡眠时间过长的部分诱导词

每天你都希望自己早点上床睡觉，反而破坏了正常的睡眠过程。睡眠时间并不是越长越好，应推迟上床时间，早晨早起，白天多运动消耗过剩的能量。以前你醒了还躺在床上，希望能够多睡一会，其实这种做法是错误的，久卧伤气，长时间躺在床上对人的身体健康非常不利，进而影响生活、学习和工作。早晨阳气旺盛，万物苏醒，此时躺在床上也不会有高质量的睡眠。一日之计在于晨，你应该随朝阳一起去锻炼身体，开始一天新的生活。只要你保持良好的睡眠习惯，晚上累了再睡，早晨醒了就起，经过一段时间的调整，一定会改变现在的失眠状况，重新获得良好的睡眠。

小　结　此患者的入睡困难，表现在对身体疾病的过分关注，对睡眠的紧张和恐惧，以及起夜的烦恼和睡眠时间的错误认知，所以治疗重点是纠正对失眠和起夜的错误认知，培养合理的睡眠时相和睡眠习惯。患者经过 3 次治疗，睡眠状况明显好转，晚上 11~12 点睡觉，无入睡困难，能睡 7 小时左右，起夜 1 次，不影响睡眠，第二天 9 点起床。

第七章
复合性物理心理催眠技术

第一节　基本概念

复合性物理心理催眠技术，是指利用一些物理因素，如声、光、电、磁，先从形体或生理角度给予被催眠者一些或一段时间的刺激，使被催眠者形体和生理功能放松之后，再利用一些心理诱导技术使被治疗者进入催眠或睡眠状态的一类催眠技术。

复合性物理心理催眠技术，是心理暗示诱导催眠技术的重大发展。这些技术的发明、推广与运用，首先是世界各国的临床专家和学者在临床研究治疗睡眠障碍过程中开始的。睡眠障碍特别是失眠患者发病率高，严重影响人们的工作、学习和生活，导致工作、生产效率下降，甚至导致意外事故发生。据统计，在中国因睡眠问题导致工作、生产效率下降，病假及意外伤害事故等所造成的损失达 350 亿美元。因睡眠不足引起疲劳而导致车祸甚至交通事故死亡的，占卡车司机死亡事故的 57%，占一般车祸的 10%，由此造成的损失高达 570 亿美元。在美国，每年因上述两种原因造成的经济损失也将近 1 千亿美元。由此可见，睡眠障碍不仅严重影响人们的工作和身心健康，而且还会导致重大的经济损失。由于睡眠障碍中常见为失眠症，因而人们一直试图寻找有效的方法来治疗失眠，排除睡眠障碍。

治疗失眠的常用方法有药物疗法、心理疗法等。药物疗法副作用较大，长时间使用易产生依赖性和抗药性，并且不能从根本上解决问题。心理疗法同样存在疗程长、难以学习掌握和疗效难以确定的问题。于是，国内外各种带有物理心理刺激的睡眠治疗仪应运而生。这些用于治疗睡眠障碍的设备，有一定的催眠作用，在治疗失眠方面也有一定的疗效。但是，跟催眠心理学中所讲的催眠治疗不是一个含义，一般来说，它们只是对治疗失眠有一定作用的狭义的催眠设备。

第二节　基本技术及其应用

在上述狭义利用物理心理刺激技术以达到某种治疗睡眠障碍作用的某些设备特点基础上，2007年，笔者积20多年治疗失眠、研究催眠技术的经验，进一步利用物理心理刺激技术能够治疗睡眠障碍的特点，在治疗睡眠障碍和进行临床催眠治疗中进一步发挥复合性物理心理刺激综合、快速、高效的特点，发明了"多功能医用催眠治疗仪"，并于2010年获得国家专利。该项技术，充分利用了复合性物理心理刺激的原理，既有治疗睡眠障碍的作用，也有进行催眠治疗的作用。现对这一技术介绍如下。

"多功能医用催眠治疗仪"的技术内容是：

1.利用音乐体感振动原理，通过各种音乐和各种特殊诱导语言的组合，将音乐声波转换为物理的节律振动，作用于包括催眠音乐播放单元和（或）暗示性语言播放单元和（或）检测单元和（或）体感振动单元。催眠音乐播放单元，用于在控制单元的控制下播放催眠用的音乐；暗示性语言播放单元，用于在控制单元的控制下播放催眠用的，经临床证实确有疗效的程序化、规范化暗示性语言；检测单元用于检测与睡眠有关的人体生理参数，并将其传输至控制单元；体感振动单元用于产生低频率的物理振动，并将其输出以作用于被催眠者。目的是通过这种音乐体感振动模式，让被催眠者首先通过心理上诱导和身体上节奏振动，心身两个方面都能够放松下来。

2.节律性光刺激原理。提供一种用于诱导的特殊光源，根据所述开关单元所处的状态交替地发光/熄灭，从而发出具有所述一定频率的节律性的光。用该节律性的光，照射被催眠者的头部，刺激其大脑产生节律同化反应，而诱导被催眠者的大脑出现睡眠波并产生睡眠。

3.规律性的催眠诱导原理。根据笔者所创TIP技术中的睡眠调控技术，在这个技术中，包含着"睡眠—情绪"剥离技术、睡眠环境适应技术、睡眠信心增强技术、睡眠认知技术、睡眠过程体验技术这五个方面。以上三个技术与TIP技术治疗中的五个分技术包含着丰富多彩的催眠诱导内容，再与各种音乐相结合，形成了千变万化的、复合性的组合治疗作用，它可以根据失眠的不同症状、不同原因以及失眠者的不同人格倾向进行不同的个性化对症治疗。

目前该项技术已经研制成为医疗设备和高档民用产品。复合性物理心理技术的推广应用和专用设备的研制，为广大失眠患者和治疗者提供了比较便利的方法。

多功能催眠治疗仪产品特点

1. 中医学传统理论与现代医学睡眠理论相结合，国际著名睡眠专家25年临床实践经验与现代物理心理技术相结合。

2. 中医非药物治疗与现代音乐物理刺激技术的完美融合，体现中医心身一体化治疗模式。

3. 感受舒适：伴随音乐波动按摩，全身麻酥酥地感觉非常舒服。

4. 效果显著。催眠、舒压效果突出，指标当场测得。

5. 适应症广泛。可与其他疗法配合使用，可作为各种睡眠障碍的主要疗法，同时用于睡眠相关性疾病的辅助治疗。

6. 安全无创。没有药物不良反应，国际纯绿色疗法。

7. 使用得当。本设备可以彻底治愈原发性失眠，而对于其他各种精神与心理疾病伴发失眠症状也可以得到较好的治疗效果。

8. 运用该设备治疗睡眠障碍期间，在医生的指导下可以逐渐减停原来服用的各种安眠药物，最终获得自然睡眠。

9. 该设备以开展催眠心理治疗和治疗睡眠障碍为主要目的，在治疗过程中调节身、心两个方面，增强自我睡眠调节能力，逐渐诱导被治疗者回到家中也在应该入睡的时候获得自然睡眠，所以在治疗过程中可以进入睡眠状态，也可以不进入睡眠状态。

10. 运用该设备开展催眠心理治疗和治疗睡眠障碍，应遵从经过专门培训的催眠治疗师和睡眠治疗医师的其他医嘱，特别是原来服用西药的患者，减药过程中可与其他中药替代技术、针灸疗法、行为疗法与心理治疗技术相结合，会相得益彰，疗效更快更好。

附件一
各种睡眠相关量表

一、阿森斯（Athens）失眠自测量表

睡眠障碍的评估量表，是患者与临床医师对于睡眠问题进行的主观评定。临床医师对于患者的症状特点、有关量表的评估和多导睡眠图检查结果进行综合分析，通常能够对于许多类型睡眠障碍作出比较准确的判断与分类。进行有关量表的评估，能够获得睡眠障碍的量化依据，有助于分析睡眠紊乱的程度和评价治疗效果。阿森斯失眠量表就是临床常用的睡眠障碍的评估量表之一，该量表主要用于自我评定睡眠质量。

下面有 8 条文字，请仔细阅读每一条，把意思弄明白，然后根据您最近 1 个月的实际感觉，作出相应选择。注意，记录每星期至少发生 3 次的项目。目前主要的睡眠情况的自评，请根据自觉症状的程度选择。

1. 入睡时间（关灯后到睡着的时间）
   A. 没问题　　　　　　B. 轻微延迟
   C. 显著延迟　　　　　D. 延迟严重或没有睡觉
2. 夜间苏醒
   A. 没问题　　　　　　B. 轻微影响
   C. 显著影响　　　　　D. 严重影响或没有睡觉

3. 比期望的时间早醒

   A. 没问题　　　　　　B. 轻微提早

   C. 显著提早　　　　　D. 严重提早或没有睡觉

4. 总睡眠时间

   A. 足够　　　　　　　B. 轻微不足

   C. 显著不足　　　　　D. 严重不足或没有睡觉

5. 总睡眠质量（无论睡多长）

   A. 满意　　　　　　　B. 轻微满意

   C. 显著不满意　　　　D. 严重不满或没有睡觉

6. 白天情绪

   A. 正常　　　　　　　B. 轻微低落

   C. 显著低落　　　　　D. 严重低落

7. 白天身体功能（体力和精神，如记忆力、认识和注意力等）

   A. 足够　　　　　　　B. 轻微影响

   C. 显著影响　　　　　D. 严重影响

8. 白天思睡

   A. 无思睡　　　　　　B. 轻微思睡

   C. 显著思睡　　　　　D. 严重思睡

说　明

（1）"入睡时间"一项是您对自己多久入睡（上床后到进入睡眠状态的时间）这一情况的满意度。

（2）"夜间苏醒"一项是您对自己夜间醒来（醒来几次，醒后多久入睡）这一情况的满意度。

（3）"早醒"一项是您对自己早晨醒来（是否比期望的时间早醒）这一情况的满意度。

（4）"总睡眠时间"一项是您对自己一夜所有的睡眠时间（与期望的时间相比）这一情况的满意度。

（5）"总睡眠质量"一项是您对自己的睡眠质量（睡眠是否充足，无论睡多长）这一情况的满意度。

（6）"白天情绪"一项是您对自己日间情绪好坏的评估。

（7）"白天身体功能"一项是您对自己白天的体力或精神（如记忆力、认知力和注意力等）情况的评估。

（8）"白天思睡"一项是您对白天是否想睡觉的评估。

阿森斯失眠量表总分范围为0至24分，以上8个问题，如果在过去1个月内每星期至少发生3次在您身上，就请选择相应结果。选A得0分，选B得1分，选C得2分，选D得3分。得分越高，表示睡眠质量越差，提醒您警惕自己的睡眠习惯，如果超过15分，则需要高度关注自己的健康，必要时请医师帮您诊治。

二、匹兹堡睡眠质量指数量表（PSQI）

下面一些问题是关于您最近1个月的睡眠状况，请选择或填写最符合您最近1个月实际情况的答案。

1. 近1个月，晚上上床睡觉通常是 _____ 点钟。

2. 近1个月，从上床到入睡通常需要 _____ 分钟?

3. 近1个月，通常早上 _____ 点起床。

4. 近1个月，每夜通常实际睡眠 _____ 小时（不等于卧床时间）。

近1个月，因下列情况影响睡眠而烦恼，请选择最适合您的答案：

	无	<1 次/周	1~2 次/周	≥3 次/周
5. 入睡困难（30 分钟内不能入睡）	0	1	2	3
6. 夜间易醒或早醒	0	1	2	3
7. 夜间去厕所	0	1	2	3
8. 呼吸不畅	0	1	2	3
9. 咳嗽或鼾声高	0	1	2	3
10. 感觉冷	0	1	2	3
11. 感觉热	0	1	2	3
12. 做恶梦	0	1	2	3
13. 疼痛不适	0	1	2	3
14. 其他影响睡眠的事情	0	1	2	3
15. 您用药物催眠的情况	0	1	2	3
16. 您常感到困倦吗	0	1	2	3

17. 近 1 个月，您做事情的精力不足吗?

（0）没有　　（1）偶尔有　　（2）有时有　　（3）经常有

18. 近 1 个月，总的来说，您认为自己的睡眠质量

（0）很好　　（1）较好　　（2）较差　　（3）很差

结果分析报告

量表各维度名称	量表各维度得分	量表各维度名称	量表各维度得分
1. 睡眠质量		5. 睡眠障碍	
2. 入睡时间		6. 催眠药物	
3. 睡眠时间		7. 日间功能	
4. 睡眠效率		总　分	

PSQI 计分说明

成分 1：睡眠质量　　　问题 18

应答/计分：很好/0　　一般/1　　较差/2　　很差/3　　成分 1 计分

成分 2：入睡时间

1. 问题 2　应答/计分

≦15 分钟/0   16~30 分钟/1   31~60 分钟/2   > 60 分钟/3

问题 2 计分

2. 问题 5   应答/计分

没有/0   少于 1 次每周/1   1–2 次每周/2   ≧3 次每周/3

问题 5 计分

3. 问题 2 和问题 5 之和

问题 2 计分+问题5 计分=

4. 成分 2 计分方法：问题 2 和问题 5 之和/计分

0/0   1–2/1   3–4/2   5–6/3

成分 2 计分

成分 3：睡眠时   问题 4   应答/计分

> 7 小时/0   6–7 小时/1   5–6 小时/2   < 5 小时/3

成分 3 计分

成分 4：睡眠效率

3. 睡眠小时数（问题 4）

4. 计算床上度过的小时数

起床时间（问题 3）

上床时间（问题 1）

5. 计算习惯性睡眠效率

睡眠小时数/床上度过小时数×100%=   %

6. 成分 4 计分方法：睡眠效率/计分

> 85%/0   75–84%/1   65–74%/2   < 65%/3

成分 4 计分

成分 5：累加问题 6~14 各问题计分

6~14 总分/计分

0/0   1–9/1   10–18/2   19–27/3

成分 5 计分

成分 6：催眠药物   问题 15   应答/计分

没有/0　≦1次每周/1　1–2次每周/2　≧3次每周/3

成分6计分

成分7：日间功能（问题16，问题17）

（1）问题16　　　　应答/计分

没有/0　≦1次每周/1　1–2次每周/2　≧3次每周/3

问题#7计分

（2）问题17　　　　应答/计分

没有/0　　　偶尔/1　　　有时有/2　　　经常有/3

问题#8计分

（3）计算问题16和问题17之和

问题16计分+问题17计分=

（4）成分7计分方法：问题17和问题18之和/计分

0/0　　　1–2/1　　　3–4/2　　　5–6/3

成分7计分

PSQI总分（成分1+成分2+成分3+成分4+成分5+成分6+成分7）
　　=

匹兹堡睡眠指数量表（Pittsburgh Sleep Quality Index，PSQI）共19个问题，分为7个因子，每个因子按0~3级计分，累积各因子得分为PSQI总分，总分范围在0~21分，得分越高，表示睡眠质量越差。0~5分，睡眠质量很好；6~10分，睡眠质量还行；11~15分，睡眠质量一般；16~21分，睡眠质量很差。

三、SPIEGEL 量表

1. 每晚上床入睡时间
　（1）半小时以内　　（2）一小时以内　　（3）2小时以内
　（4）2小时以上　　（5）4小时以上
2. 一夜总睡眠时间

(1) 8 小时　　　(2) 6 小时　　　(3) 4 小时

(4) 2 小时以上　　(5) 不足 2 小时以上

3. 夜醒次数：

(1) 0 次　　　(2) 1 次　　　(3) 2 次

(4) 3 次　　　(4) 4 次

4. 睡眠深度

(1) "10" 分　　(2) "8" 分　　(3) "6" 分

(4) "4" 分　　(5) "2" 分

5. 夜间做梦情况

(1) 无　　　(2) 偶有　　　(3) 常有

(4) 多　　　(5) 很多

6. 醒后感觉

(1) 好　　　(2) 较好　　　(3) 尚可

(4) 差　　　(5) 很差

总分：每项内容分 0、1、3、5、7 五级评分，(1) 0 分、(2) 1 分、(3) 3 分、(4) 5 分、(5) 7 分。

≥12 分为轻度失眠症；≥18 分为中度失眠症；≥24 分为重度失眠症。

四、强迫性失眠量表

（我们长期的失眠临床实践证明，原发性失眠或者心理生理性失眠常常在失眠问题上表现出某种强迫倾向，但与强迫性人格和强迫症又有着很大区别，因此，我们初步研制了这个问卷，并且正在进一步的研究当中。学员们不妨根据这样一个问卷共同参与研究）

请根据您的情况对以下题目在相应的选项上划 "√"。

1. 我担心失眠后会影响明天的工作。

0—没有　　　1—偶尔　　　2—有时

3—经常　　　4—持续

2. 我担心失眠后的第二天特别难受的感觉。

　　0—没有　　　1—偶尔　　　2—有时
　　3—经常　　　4—持续

3. 我觉得做梦就是没睡好。

　　0—没有　　　1—偶尔　　　2—有时
　　3—经常　　　4—持续

4. 我上床之前就思考上床后能不能很快睡着。

　　0—没有　　　1—偶尔　　　2—有时
　　3—经常　　　4—持续

5. 我不希望早醒。

　　0—没有　　　1—偶尔　　　2—有时
　　3—经常　　　4—持续

6. 我非常关注睡眠时间的长短。

　　0—没有　　　1—偶尔　　　2—有时
　　3—经常　　　4—持续

7. 我觉得自己是一个做事很认真的人。

　　0—没有　　　1—偶尔　　　2—有时
　　3—经常　　　4—持续

8. 我周围的人都说我做事比较认真。

　　0—没有　　　1—偶尔　　　2—有时
　　3—经常　　　4—持续

9. 我常常逼着自己早点上床睡觉。

　　0—没有　　　1—偶尔　　　2—有时
　　3—经常　　　4—持续

10. 我对睡眠环境要求严格，比如要求安静或不能有光等。

　　0—没有　　　1—偶尔　　　2—有时
　　3—经常　　　4—持续

11. 我觉得睡觉时不应该中途醒来（认知与强迫）。

0—没有　　　　1—偶尔　　　　2—有时

3—经常　　　　4—持续

12. 我对待睡眠的态度非常认真。

0—没有　　　　1—偶尔　　　　2—有时

3—经常　　　　4—持续

13. 我早上醒得太早。

0—没有　　　　1—偶尔　　　　2—有时

3—经常　　　　4—持续

14. 我过了某一固定时间点就睡不着了。

0—没有　　　　1—偶尔　　　　2—有时

3—经常　　　　4—持续

15. 我看电视、看书报或做其他事情时容易睡着，一到上床反而睡不着了。

0—没有　　　　1—偶尔　　　　2—有时

3—经常　　　　4—持续

16. 我定点早醒。

0—没有　　　　1—偶尔　　　　2—有时

3—经常　　　　4—持续

17. 我连续几天晚上做同一个梦。

0—没有　　　　1—偶尔　　　　2—有时

3—经常　　　　4—持续

18. 我做梦像连续剧一样。

0—没有　　　　1—偶尔　　　　2—有时

3—经常　　　　4—持续

19. 不管怎样累或困倦，一躺下我就精神了。

0—没有　　　　1—偶尔　　　　2—有时

3—经常　　　　4—持续

20. 我用各种方法来控制自己睡前想事情。

      0—没有   1—偶尔   2—有时

      3—经常   4—持续

(本问卷由中国中医科学院广安门医院研究研制)

五　睡眠个人信念和态度量表

下列各项是有关人们对睡眠的信念和态度的看法。请指出每一项中您自己同意或不同意程度一个答案。答案没有对或错之分，选择一个最符合您情况的数字。即使您没有经历过的问题也要回答。

	非常同意	同意	一般	不同意	非常不同意
1. 我需要睡足 8 小时白天才能够精力充沛和活动良好	1	2	3	4	5
2. 当我一个晚上没有睡到足够的时间，需要在第二天午睡或打盹或晚上睡更长的时间	1	2	3	4	5
3. 因为我年纪越来越大，睡觉时间应该减少	1	2	3	4	5
4. 我担心如果一或两个晚上没有睡觉，我可能会"精神崩溃"	1	2	3	4	5
5. 我关心慢性失眠会对我的躯体健康产生严重影响	1	2	3	4	5
6. 我睡在床上时间多,通常睡觉时间也更多,第二天感觉也会更好	1	2	3	4	5
7. 当入睡困难或晚上睡后醒来再难以入睡时,我应该睡在床上,努力再睡	1	2	3	4	5
8. 我担心自己正失去控制睡觉的能力	1	2	3	4	5

	非常同意	同意	一般	不同意	非常不同意
9. 因为年纪越来越大，我应该晚上早上床睡觉	1	2	3	4	5
10. 在经历一个晚上睡觉不好后，我知道这会影响第二天白天的活动	1	2	3	4	5
11. 如果服安眠药能睡好觉或不服药则睡不好，为了使整个白天保持警觉和活动良好，我认为我应该服安眠药	1	2	3	4	5
12. 我整天烦躁、抑郁和焦虑，是因为头天一晚没有睡好觉	1	2	3	4	5
13. 与我同睡的人一躺下就睡着，而且整个晚上睡得很好，我也能够做到	1	2	3	4	5
14. 我认为失眠基本上是一个年纪越来越大的原因，对这样一个问题没有什么好办法解决	1	2	3	4	5
15. 我有时害怕在睡眠中死去	1	2	3	4	5
16. 当我一个晚上睡觉好，我知道第二个晚上则睡不好	1	2	3	4	5
17. 当一个晚上睡不好，我知道这会干扰整个星期的睡眠时间	1	2	3	4	5
18. 没有足够的睡眠时间，我第二天精力和活动都差	1	2	3	4	5
19. 我不能够预测我睡得好还是睡得不好	1	2	3	4	5
20. 我对因睡眠被干扰后的负面影响无能为力	1	2	3	4	5
21. 我整天感到疲劳、无精打采、活动差，原因是头天晚上没有睡好觉	1	2	3	4	5
22. 我整天头脑里想着晚上睡觉的问题，经常感到无法控制这种思维	1	2	3	4	5

218

	非常同意	同意	一般	不同意	非常不同意
23. 虽然我睡眠困难，但我仍然过着一种满足(意)的生活	1	2	3	4	5
24. 我相信失眠主要是化学物质不平衡的结果	1	2	3	4	5
25. 我感到失眠正在破坏我享受生活乐趣的能力,并使我不能做我想做的事	1	2	3	4	5
26. 临睡前喝酒是解决睡眠问题的好办法	1	2	3	4	5
27. 安眠药物是解决睡眠问题的唯一办法	1	2	3	4	5
28. 我睡眠问题越来越差,我不相信有人能帮我	1	2	3	4	5
29. 从我外表可以看出我睡眠不好	1	2	3	4	5
30. 在睡不好之后,我避免或取消承担责任的事或工作(社会、家庭)	1	2	3	4	5

六、睡眠信心量表 Sleep Beliefs Scale（SBS）

睡眠信心量表是由西班牙和意大利的学者共同研制并评估的。量表由 20 个条目构成，从睡眠习惯和睡眠心理等方面研究睡眠信心，同时研究被试者的昼夜属型。

条 目	积极影响	无影响	消极影响
1. 夜晚饮酒			
2. 晚餐后喝咖啡或其他含咖啡因的饮品			
3. 睡觉前做剧烈的肢体运动			
4. 白天小睡时间较长			
5. 在某一小时中反复睡着、醒来			
6. 入睡前思考第二天安排好了的要做的事情			
7. 定期服用睡眠类药物			
8. 睡前吸烟			
9. 睡前转移注意力并且放松			
10. 比习惯的作息时间晚 2 小时上床睡觉			
11. 空腹上床睡觉			
12. 常在床上吃东西、接打电话、学习或者做其他的事情			
13. 在没有睡意的时候躺在床上试图睡觉			
14. 紧张学习或工作到深夜			
15. 入睡困难便起床			
16. 比习惯的作息时间早 2 小时上床睡觉			
17. 进食后立刻上床睡觉			
18. 担心睡眠不足			
19. 在安静而且黑暗的房间睡觉			
20. 用长时间睡眠来弥补缺失的睡眠时间			

七、失眠相关生活事件问卷

失眠通常和一些生活事件相关，请根据您的情况，回忆引起失眠或导致失眠加重的原因，回答以下问题。

事件名称	事件发生时间				对睡眠影响程度				影响持续时间			
	未发生	一年前	一年内	长期隆	无影响	轻度	中度	重度	三月内	半年内	一年内	一年以上
1. 亲戚、朋友生病												
2. 重要的人过世												
3. 被惊吓												
4. 受委屈												
5. 生活有重大变化												
6. 换环境												
7. 环境差												
8. 生闷气												
9. 吵架												
10. 月经期												
11. 更年期												
12. 怀孕												
13. 生产												
14. 流产												
15. 做手术												
16. 考试												
17. 面试												
18. 倒夜班												
19. 出差												
20. 倒时差												
21. 常常睡着被干扰												
22. 愿望破灭												
23. 躯体疾病												
24. 失恋												
25. 家庭增添新成员												
26. 配偶有外遇												

事件名称	事件发生时间				对睡眠影响程度				影响持续时间			
	未发生	一年前	一年内	长期隆	无影响	轻度	中度	重度	三月内	半年内	一年内	一年以上
27. 离婚												
28. 子女升学（就业）失败												
29. 子女管教困难												
30. 经济困难												
31. 发生事故、自然灾害												
32. 陷入法律纠纷												
33. 失窃、财产损失												
34. 工作压力大												
35. 人际关系紧张												
36. 失业、待业												
37. 住房紧张												
38. 家里有人生病或受伤												
39. 自己生病或受伤												
40. 对工作不满意												
41. 被人误会、错怪、诬告或议论												
42. 与爱人父母不和												
43. 夫妻感情不好												
44. 性生活不满意或独身												
45. 父母不和												
46. 第一次远走他乡异国												
47. 生活规律重大变动（饮食、睡眠规律改变)												
48. 本人退休、离休或未安排具体工作												

如果您还经历过其他的引起失眠或加重失眠的生活事件，请依次填写。

八、失眠综合问卷

下列各项是和失眠相关的问题，请根据您过去一个月的情况，选择是或否。

题　目	是	否
1. 睡眠的好坏不是我自己能决定的		
2. 不管年龄多大，都应该睡足 8 小时		
3. 我必须亮着灯睡觉		
4. 睡眠是（成了）我生活中最重要的事情		
5. 只要前一天没睡好，我就担心今晚也睡不好		
6. 早点上床可以多睡一会儿		
7. 我睡觉时不希望有任何干扰		
8. 失眠会遗传		
9. 只要中途醒来就是没睡好		
10. 睡前常常浮想联翩，无法控制		
11. 失眠会影响我的记忆力		
12. 躯体虚弱或身体有病就会影响睡眠		
13. 做梦对身体有害		
14. 为了避免干扰，我更喜欢一个人睡		
15. 我认为睡前讨论问题一定会失眠		
16. 我必须有人陪伴才能入睡		
17. 我的失眠时间太久了，所以非常难治		
18. 我的梦像连续剧一样		
19. 做梦会影响我的睡眠质量		
20. 我认为我的失眠症状比别人都重		
21. 只要情绪不好我就会失眠		
22. 没有人能理解我失眠的痛苦		
23. 睡眠时我对声音、光线等外界环境刺激很敏感		
24. 只要一失眠我的心情就不好		
25. 我经常为是否服用安眠药而苦恼		

题 目	是	否
26. 只要一睡不着我就着急		
27. 各种慢性病都会导致失眠		
28. 一到晚上就担心睡不着		
29. 入睡困难或中途醒来时，我就会想方设法让自己尽快入睡		
30. 失眠的痛苦让我难以忍受		
31. 睡觉时一旦出现不好的情绪，我就努力去排斥它		
32. 只要有外界的声音、光线等刺激就会让我心情烦躁而失眠		
33. 我很在乎床是否舒适		
34. 我担心失眠后的第二天特别难受的感觉		
35. 只要一生气我就会失眠		
36. 我认为中途醒来会影响第二天学习、工作或生活		
37. 只要一失眠我就必须补觉		
38. 如果晚上没睡好，我必须推迟起床时间		
39. 只要中途醒来就开始担心不能入睡		
40. 每天晚上一定要按时上床睡觉		
41. 我一上床就反复思考能不能睡着		
42. 白天会经常打盹		
43. 环境改变会影响我的睡眠		
44. 睡不着时会反复看时间		
45. 一躺上床，脑子就会像过电影一样停不下来		
46. 即使没有睡意我也会躺在床上等待睡眠		
47. 我觉得我没睡着，家人觉得我睡着了		
48. 睡眠不好第二天什么都不想做		
49. 常常过了固定的睡眠时间我就睡不着了		
50. 我非常关注睡眠时间的长短		
51. 我喜欢抱着枕头、玩具、被子等东西睡觉		
52. 因为睡不着，所以我常常逼着自己早点上床		
53. 只要睡不好就会影响我的健康		
54. 我看电视、看书报等事情时容易睡着，一躺在床上反而睡不着		
55. 我的失眠是因为家人对我照顾不周引起的		

题　目	是	否
56. 我会定点早醒		
57. 我对待睡眠的态度非常认真		
58. 不管怎样累或困倦，一躺下我就精神了		
59. 睡前一定要做一些准备活动		
60. 我睡觉怕黑，不敢关灯		
61. 我的失眠是因为劳累过度引起的		
62. 第二天一有事，晚上就睡不着		
63. 我连续几天晚上做同一个梦		
64. 白天发生事件，晚上像过电影一样在脑子里重演		
65. 一躺床上，我就找以前睡得好的感觉		
66. 我认为在床上看书、思考、打游戏一定会影响睡眠		
67. 家人打鼾影响我的睡眠		

（本问卷由中国中医科学院广安门医院研究研制）

附件二
中国中医科学院广安门医院
失眠专题门诊病历

基本情况

姓名　　　性别　　年龄　　职业　　　民族

主诉情况

失眠多长时间；伴随症状；持续的时间；加重的时间。

现病史

一、睡眠状况的问诊

当前睡眠情况

几点上床？是否服用药物？服用药物的名称和药量？入睡前有何特殊习惯？多长时间能够入睡？是否有眠浅易醒？醒来的时间点是否固定？做梦的情况（是否做梦？梦境能否记忆？有无噩梦或连续剧梦）？每晚醒几次？醒来的原因（是否与夜尿有关）？醒来后能否继续入睡？早晨几点醒？几点起床？失眠第二天有无不适症状？目前为止接受过哪些治疗？效果如何？中午是否睡觉？睡多长时间？关于睡眠有哪些紧张行为？

二、失眠原因的问诊

1. 时间追踪法

最早出现失眠是在什么时候？有无特殊事件？是急性事件还是很多小事的积累？失眠是持续性的还是间断性的？失眠加重的时间？有无特

殊事件?

第一次失眠造成的影响是否严重?什么时候出现严重影响的?

人生主要经历的年龄时间:如幼儿园、小学、初中、高中、大学。期间有无影响较大的事件发生?发生的时间及影响?有无转学、休学、厌学?学习成绩好坏?

2. 事件追踪法

失眠发生前后有无特殊的事件发生?事件发生的时间、原因是什么?事件是一过性的还是持续性的?事件产生了哪些影响?

失眠加重前后有无特殊事件的发生?有无失恋、离异、结婚、生子或其他事件?发生的时间?产生了哪些影响?

家庭条件如何?家庭有无重大变故?有无复杂经历?

3. 症状追踪法

除了失眠还有什么其他症状?这些症状是否与失眠同时出现?是失眠前出现的还是失眠后出现的?

4. 疾病关系法

失眠前后是否患有其他的疾病?疾病发生的时间及影响?是否接受治疗?接受何种治疗?生病及治疗期间的睡眠状况如何?

5. 性格追踪法

平时性格如何?是否胆小?是否做事认真、追求完美?是否急躁易怒?是否乖巧听话?什么时候开始不听话?

6. 家庭关系追踪法

父母比较严格还是比较宠爱?在家排行老几?从小跟谁一起长大?跟家人一起睡到多大?家庭是否和谐?有无父母离异?有无重要亲人离世?夫妻关系如何?是否离异或丧偶?亲子关系如何?与恋人的关系如何?是否有失恋?与同学、朋友、同事的关系如何?

7. 性经历追踪法

来月经的时间?有无痛经?开始遗精的时间?手淫的情况?有无不正当性经历?性生活是否和谐?有无流产、早产、难产?闭经的时间?

个人既往史：有无严重的或者慢性的疾病？有无外伤或手术史？有无药物、食物过敏？有无遗传病史？有无性病和流行病史？

三、临床检查

1. 睡眠检查

包括主观的量表/问卷检查，如匹兹堡睡眠质量量表（PSQI）、SPIEGEL 睡眠量表、睡眠信心量表等。客观的检查包括多导睡眠监测（PSG）、睡眠日志等。

2. 心理检查

包括抑郁自评量表（SDS）、焦虑自评量表（SAS）、汉密尔顿抑郁量表（HAMD）、汉密尔顿焦虑量表（HAMA）、症状自评量表（SCL-90）、明尼苏达多项人格量表（MMPI）等。以上检查可以根据患者个体症状表现的不同适当选用。

诊　断：

（1）

（2）

（3）

医生签名：

年　月　日